Geo Takoma

Der Krieger in dir

Geo Takoma

Der
Krieger
in dir

Poweryoga für Männer

nymphenburger

Aus dem Amerikanischen von Christine Bendner

Die Übungen in diesem Buch sind vom Autor und vom Verlag sorgfältig geprüft. Dennoch kann keine Haftung übernommen werden.
Jegliche Haftung des Autors bzw. des Verlages und seiner Beauftragten für Gesundheits- sowie Personenschäden ist ausgeschlossen.

www.nymphenburger-verlag.de

© 2007 nymphenburger in der F.A. Herbig
Verlagsbuchhandlung GmbH, München
Übungsbuch mit DVD
Alle Rechte vorbehalten.
© Fotos: Serena Moen;
außer Fotos S. 13, 22 und 35: © Anthony Rothschild
und Foto S. 127: © Richard Chang
Umschlaggestaltung und Layoutentwurf: Claudia S. Sanna
Umschlagmotiv: gettyimages, München
Herstellung: Ina Hesse
Satz: Walter Typografie & Grafik GmbH, Würzburg
Gesetzt aus Rotis 10,75/14,5 pt
Druck und Binden: Offizin Andersen Nexö, Leipzig
Printed in Germany
ISBN 978-3-485-01109-9

Inhalt

Vorwort 8

Yoga für Männer 10

Einleitung 12

Krieger-Yoga 15

Den inneren Schweinehund überwinden 19

Prana – die Lebenskraft 21

Fokus – die Fähigkeit, sich zu konzentrieren 23

Asana – die Yogastellung 24

Pranayama – die Kontrolle des Atems 25
    Die Vollatmung 25 · Die Feueratmung 26 ·
    Die Atmung beim Yoga 27

Meditation – sich versenken 28

Ernährung – man ist, was man isst 30

Wandern – der perfekte Ausgleich 34

Entspannung und Regeneration 37

Der Krieger in dir 38

Das Übungsprogramm 40

Aufwärmen 40
    Windmühle 41 · Gras im Wind 42 · Berg-Stellung 44 ·
    Berg-Stellung mit nach oben ausgestreckten Armen 45 ·
    Vorwärtsbeuge im Stehen 46 · Stuhl-Stellung 48 ·
    Aktive Haltung 50

Die Krieger-Serie 52
    Der Sonnengruß 53 · Berg-Stellung 55 · Berg-Stellung
    mit Gebetshaltung 56 · Berg-Stellung mit nach oben

Inhalt

ausgestreckten Armen 57 · Vorwärtsbeuge im Stehen 58 · Mit beiden Beinen nach hinten hüpfen 59 · Mit beiden Beinen nach vorne hüpfen 59 · Planken-Stellung 60 · Nach unten schauender Hund 61 · Krokodil 62 · Liegestütz 63 · Nach oben schauender Hund 64 · Affen-Stellung 66 · Dreieck-Stellung 68 · Gedehntes Dreieck 70 · Gedrehtes Dreieck 72 · Vorwärtsbeuge über ein Bein 74 · Winkel-Stellung 76 · Gedehnte Winkel-Stellung 78 · Gedrehte Winkel-Stellung 80 · Der Held 82 · Krieger I (Der Schwertkämpfer) 84 · Krieger II (Der Speerwerfer) 86 · Krieger III (T-Stellung) 88 · Krieger IV (Der gedehnte Krieger) 90 · Krieger V (Der erhobene Krieger) 92 · Halbmond-Stellung 94 · Gedrehte Halbmond-Stellung 96 · Grätsche im Stehen 98 · Gottesanbeterin 99

Bodenübungen 100

Beckenkippen 100 · Brücke mit geöffneten Beinen 102 · Rad 104 · Klappmesser-Stellung 106 · Gedrehtes Klappmesser 108 · Liegende Schuster-Haltung 110 · Leichte Drehung 111

Ergänzende Übungen 112

Hockstellung 112 · Krähe 114 · Kindhaltung 116 · Kopfstand 118 · Radschlagender Pfau 120 · Skorpion 121 · Kobra 122

Entspannung 124

Ruhestellung 124

Dank 127

Der Autor 127

Namasté

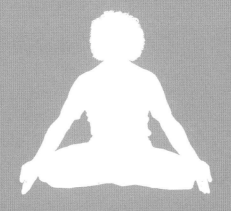

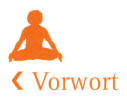
‹ Vorwort

Yoga und Geo sind seit über zehn Jahren ein fester Bestandteil meines Lebens. Mit meinen zweiundsechzig Jahren betrachte ich mich zwar nicht mehr physisch als den »Krieger«, auf den Geo sich bezieht, doch mein Energieniveau und meine körperliche Verfassung sind zweifellos deutlich besser als bei den meisten Männern meines Alters.

Das war nicht immer so. Mit fünfzig schwor ich mir, dass ich, sollte ich hundert werden, nicht noch weitere fünfzig Jahre einen so lädierten Körper mit mir herumschleppen würde. Nach zwanzig Jahren als aktiver Läufer (mit Ende dreißig lief ich an sechs aufeinanderfolgenden Tagen sechs Marathons!) hatte ich einen kaputten Rücken, kaputte Knie und war nahezu unbeweglich geworden. Auf einer Cocktailparty konnte ich kaum fünf Minuten lang eine Konversation im Stehen führen. Es musste sich also etwas ändern. Meine Frau Sue hatte durch die Gerüchteküche von Laguna Beach von Geo gehört und so dachte ich bei mir, dass die Sache zumindest einen Versuch wert sei.

Sue begleitete mich zur ersten Yogastunde (und auch danach jedes Mal). Wir wussten beide nicht, was uns erwarten würde, doch am Ende der Stunde waren uns zwei Dinge klar: erstens, dass das Ganze körperlich ziemlich anstrengend war, denn Geos Kombination aus Liegestützen, Hunde- und Krieger-Stellungen erinnerte mich irgendwie an die erste Zeit in einem Trainingslager für Rekruten. Geo sah zwar nicht aus wie ein Feldwebel und sprach auch nicht so, doch die körperliche Anstrengung war wirklich enorm, auch wenn es den Anschein hatte, als würden wir zwei Drittel der Zeit in Bewegungslosigkeit verharren. Das Zweite, was uns auffiel, war, dass der Körper etwa fünf Minuten nach Beendigung der Yogastunde, die von einer zehnminütigen Entspannungsübung – Geos »Dessert«, wie ich es nenne – gekrönt wird, von einer erstaunlichen Energiewelle durchströmt wird. Die Ausschüttung von Endorphinen? Vielleicht auch, aber das hier war mehr.

Vorwort

Diese Verbindung aus Anstrengung und Entspannung löste ein Gefühl von Wohlbefinden aus, wie ich es noch nie zuvor erlebt hatte.
Zwölf Jahre und vielleicht fünfhundert Yogastunden später verspüre ich dieses Gefühl immer noch und ich freue mich, sagen zu können, dass sich mein Körper heute anfühlt wie in meinen Vierzigern. Ich nehme zwar nicht häufig an Cocktailpartys teil, doch wenn ich es tue, bin ich stets einer derjenigen, die am längsten auf den Beinen sind. Ich habe meinen Körper und meine Energie zurückgewonnen.
Könnte Geos Buch Ihnen auf ähnliche Weise helfen? Diese Frage können nur Sie selbst beantworten. Wenn Sie regelmäßig Geos Poweryoga praktizieren, kann das Ihr Leben so dramatisch verändern, wie es bei mir der Fall war. Probieren Sie es aus. Ich kann heute zwar nicht mehr sechs Marathons hintereinander laufen, doch ich fühle mich entspannt, gesund und fit. In ein paar Monaten könnten Sie von sich dasselbe sagen!

Bill Gross

Gründer und Chef von PIMCO,
einem Tochterunternehmen der Allianz AG

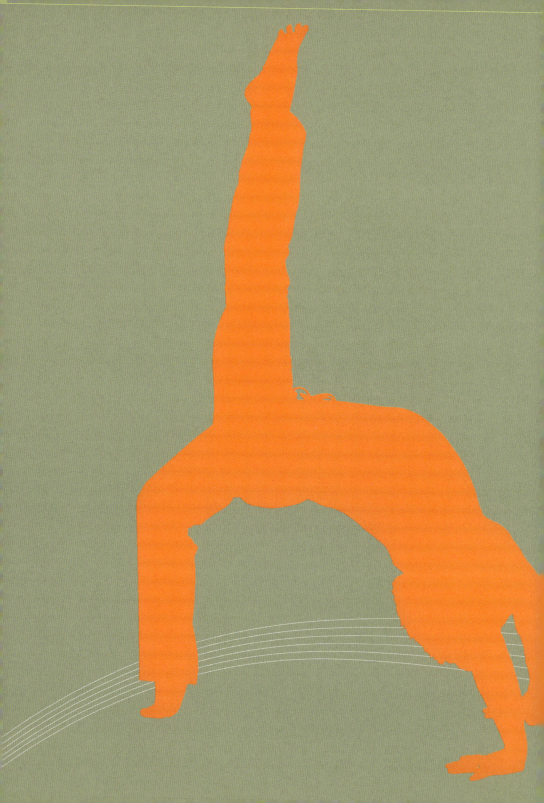

Yoga für Männer

Yoga für Männer

❮ Einleitung

Im Jahre 1978 schlug ich in meinem Leben eine ganz neue Richtung ein. Ich hatte gerade meine wunderbare Frau Katresha geheiratet und fing an, meine bisherige Lebensweise zu hinterfragen. Ich kam zu dem Schluss, dass sich einiges ändern musste. Obwohl ich bis dahin täglich acht Stunden Yoga praktiziert hatte, stellte ich beim Wandern fest, dass meine Hüftgelenke und Knie weniger belastbar waren als früher. Wenn ich in die Berge ging, kam ich regelmäßig außer Atem. Mir wurde bewusst, dass ich in den vergangenen vier Jahren zwar sehr intensiv traditionelles Yoga geübt, jedoch nicht viel für mein Herz-Kreislauf-System getan hatte. Meine Gelenke waren schwach und überdehnt und mein Herz war auch nicht gerade kräftig.
Als ich nach meinem dreijährigen Militärdienst mit Yoga begonnen hatte, war ich alles andere als beweglich gewesen, doch nun war ich zu weit gegangen. Ich konnte zwar meine Beine um meinen Kopf »wickeln«, aber ich war nicht mehr in der Lage, auf einen Berg zu steigen, ohne völlig aus der Puste zu geraten. Mein Körper war zu schlaff und ich hatte mein Herz vernachlässigt. Damals arbeitete ich täglich hart in verschiedenen Restaurants und als Yogalehrer. Meine vegetarischen Mahlzeiten schienen mir nicht genügend Energie zu verleihen und die Rohkost war im Winter zu kalt. Mein Lehrer hatte mir immer gesagt, dass Gott ein perfektes Universum geschaffen hat und alles, was wir brauchen, im Umkreis von hundert Kilometern wachsen lässt. Doch wenn ich meinen Blick über die Berge schweifen ließ, sah ich nicht gerade viele Mangobäume oder Bananenstauden.
Ich beschloss also, einige Änderungen vorzunehmen. Als Erstes musste ich mein Yogaprogramm besser an mein Leben anpassen. Außerdem begann ich, mehr eiweißhaltige Kost zu mir zu nehmen. Wenn meine Frau und ich nun zum Essen eingeladen waren, aßen wir alles, was die Gastgeber auftischten. Wir hielten uns an die Achtzig/Zwanzig-Regel: Mache es achtzig Prozent der Zeit richtig und tue in den restlichen zwanzig Prozent, was du willst. So

Einleitung

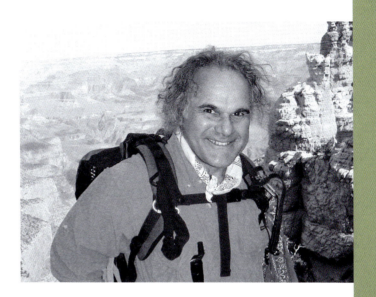

hörte ich beispielsweise auch auf, nach einem guten Kaffee-Ersatz Ausschau zu halten, und beschloss einfach, dass mir eine Tasse Kaffee pro Tag nicht schaden würde. Der echte Bohnenkaffee war sowieso natürlicher als die meisten Ersatzkaffees, von denen einige sogar mehr Koffein enthielten.

Hinzu kam, dass meine tägliche zweistündige Meditation, die Yogaübungen und die Arbeit mir nicht genug Zeit für meine Frau ließen. Also verkürzte ich die Meditationssitzungen auf dreißig Minuten und änderte mein Yogaprogramm so, dass ich in kürzerer Zeit bessere Resultate erzielte. Ursprünglich hatte ich gelernt, eine Yogastellung zu halten, mich dann hinzulegen und zu pausieren, dann mit der nächsten Übung zu beginnen und wieder zu ruhen. Ich verbrachte also ziemlich viel Zeit damit, auf dem Boden herumzuliegen, und entdeckte, dass es viel effektiver war, die Yogaübungen in einer ununterbrochenen Folge durchzuführen und die Ruhepause bis zum Schluss aufzusparen. Das hatte den positiven Nebeneffekt, dass meine Pulsfrequenz deutlich anstieg und während der gesamten Übungsfolge hoch blieb, sodass ich gleichzeitig ein gutes Herz-Kreislauf-Training absolvierte. Außerdem lässt sich ein aufgewärmter Körper leichter dehnen. Ich konnte

Yoga für Männer

mein Yogaprogramm also in einem Achtel der vorher benötigten Zeit durchführen. Damals waren nur Männer in meinem Yogakurs und ich beschloss, diesen Yogastil »Yoga für Männer« zu nennen. Es war die erste Form von Poweryoga.

Ich habe diesen Stil bis heute beibehalten und lehre auch keinen anderen mehr. Man erzielt damit in wesentlich kürzerer Zeit bessere Resultate als mit traditionellem Yoga. Durch diese Art des Yoga entwickeln wir Kraft, Beweglichkeit, Konzentrationsfähigkeit, Ausdauer und Bewusstheit auf allen Ebenen: der mentalen, emotionalen, spirituellen und physischen. Und wir erleben einen außerordentlichen Zuwachs an Kraft und Energie – jener Energie, mit der wir ursprünglich geboren wurden, die in unserem Körper und Geist eingeschlossen ist und nur darauf wartet, freigesetzt zu werden.

Yoga ist überdies eine der besten Methoden zur Stressbewältigung und es gibt kein besseres Training, um einen gesunden, starken Rücken zu bekommen. Viele meiner Klienten, die hohem beruflichem Stress ausgesetzt sind, kamen mit Rückenbeschwerden zum Yoga und fühlen sich von beiden Problemen befreit, seit sie die richtigen Übungen machen. Dieses Yogaprogramm ist also genau das Richtige für Sie, wenn Sie Ihr Leben in die eigene Hand nehmen und grundlegend verändern wollen.

Geo Takoma
im Frühjahr 2007

‹ Krieger-Yoga

Yoga war ursprünglich ausschließlich »Männersache« und wird erst seit etwa fünfzig Jahren auch Frauen gelehrt. Die Krieger früherer Zeiten entwickelten viele dieser Stellungen und Übungen, um ihre Kraft, ihren Gleichgewichtssinn und ihre Beweglichkeit zu trainieren. Viele Berufssportler, vom Golfspieler bis zum Football-Star, praktizieren Yoga aus denselben Gründen. Der Yogastil, der dieser Form zugrunde liegt, ist wie Meditation in Bewegung. Wenn Sie versuchen, auf einem Fuß zu stehen, können Sie nicht gleichzeitig mit Ihren Gedanken woanders sein. Es ist der Weg des Krieger-Yogi, besser bekannt unter dem Namen Kriya-Yoga, Yoga des Handelns.

Der langsamere Yogastil ist gut für den Priester, der nicht für eine Familie sorgen muss, viel Zeit hat und dessen Aufgabe in dieser Welt allein darin besteht, zu meditieren und den Tempel in Ordnung zu halten. Der aktive Weg ist dagegen die beste Methode für den Mann, der sich mit der Welt auseinandersetzen muss – und unsere heutige Zeit ist die stressigste, die der Mensch je erlebt hat. »Der Krieger in dir« gibt Ihnen ein Werkzeug an die Hand, das Ihnen helfen kann, besser mit diesem Stress fertig zu werden. Dies soll Ihnen helfen, Ihr Energieniveau zu erhöhen, sodass Sie wirklich aktiv am Leben teilhaben können.

Die Stellungen und Übungen stammen aus vielen verschiedenen Disziplinen und wurden im Hinblick auf den männlichen Körper zusammengestellt, um die bestmöglichen Resultate zu erzielen. Ich entdeckte Ähnlichkeiten zwischen unterschiedlichen Richtungen des Körpertrainings – vom Yoga bis zur Rekruten-Grundausbildung – und fügte die besten Elemente zusammen, indem ich alles, was funktionierte, übernahm und alles andere verwarf.

Wir Männer sind anders als die Frauen. Wir sind von Natur aus viel unbeweglicher, verfügen im Allgemeinen jedoch über deutlich mehr Körperkraft. Also habe ich dieses Übungsprogramm entwickelt, bei dem wir zuerst die Beweglichkeit verbessern, indem wir uns durch Kraftübungen aufwärmen und dann die Dehnungsübungen durchführen. Da bei Menschen jenseits der vierzig der Gleichgewichtssinn abnimmt, habe ich auch Gleichgewichtsübungen in dieses Programm integriert. Der Wechsel zwischen Arm- und Beinübungen ist ein großartiges Kreislauftraining und unterstützt auch die Konzentrationsfähigkeit. Gleichzeitig verändert sich auch unsere Bewusstheit, unsere Fähigkeit, zu erkennen, wo unser Platz in dieser Welt ist, und zu verstehen, wie wir der Welt begegnen. All diese Fähigkeiten sind wichtig für ein erfülltes, erfolgreiches Leben.

Hier spielt auch die Idee des Karmas eine Rolle. Karma bedeutet, dass jede Handlung eine entsprechende Reaktion nach sich zieht. Das gilt natürlich besonders für unser Handeln in Bezug auf andere Menschen. Wenn wir positive, liebevolle Energie aussenden, bekommen wir dieselbe Energie zurück. Das entspricht der christlichen Vorstellung, dass man erntet, was man gesät hat: »Behandle andere so, wie du von ihnen behandelt werden möchtest.« Liebevoll, freundlich und mitfühlend zu sein ist also der beste Weg für Sie selbst und auch für Ihre Mitmenschen.

Die wenigsten von uns sind Heilige. Wir müssen in der Welt zurechtkommen, für unsere Familie sorgen, unserem Beruf nachgehen. Wir Männer sind die Krieger in dieser Welt, die »Macher«. So ist es eben. Also können wir genauso gut versuchen, an dem Platz, an den uns das Leben gestellt hat, unser Bestes zu geben. Und um unser Bestes tun zu können, brauchen wir Energie und natürliche Vitalität. Da unser Energieniveau und unsere Vitalität zu einem großen Teil von unserer geistigen Einstellung bestimmt werden, müssen wir genau hier ansetzen, wenn wir erfüllt leben wollen. Es kommt nicht so sehr darauf an, was wir auf dieser Welt tun, sondern welche Einstellung wir dazu und zum Leben haben. Unser Geist ist so mächtig, dass er unsere Welt erschafft, und unsere Einstellung sagt uns, ob das, was wir vor Augen haben, großartig ist oder nicht. Es liegt allein an uns. Wir müssen unablässig an unserer Einstellung arbeiten, wenn wir glücklich sein wollen. Unser Geist ist der machtvollste Aspekt unseres Lebens, unser effektivstes Instrument zur Erlangung von Gesundheit und Glück. Alles wird von unseren Gedanken beeinflusst. Mein wunderbarer Lehrer, der ehrwürdige Vera Dharmawara, pflegte

Krieger-Yoga

zu sagen: »Du kannst die Linien in deiner Hand durch deine Gedanken ändern.« Wir müssen daran arbeiten, positiv zu denken und furchtlos zu sein.
Um unser Bestes tun zu können, müssen wir auf bestimmte Dinge achten. Beispielsweise auf unseren körperlichen Gesundheitszustand. Wir müssen versuchen, so gesund wie möglich zu bleiben. Wenn wir krank sind oder Schmerzen haben, fällt uns alles schwer. Also müssen wir uns in Form halten. Unser Körper ist dazu geschaffen, sich zu bewegen, zu laufen, sich zu strecken und zu beugen. In der Frühzeit der Menschheit wurde dieser Bewegungsdrang zum größten Teil durch Jagen und Sammeln sowie die Verteidigung des eigenen Heims befriedigt. Die Arbeit des modernen Menschen besteht dagegen meistens aus sich ständig wiederholenden Abläufen und wird größtenteils im Sitzen ausgeführt. Da unser Körper jedoch für die Bewegung geschaffen ist, brauchen wir irgendein Trainingsprogramm, um in Form zu bleiben. Yoga für Männer hilft uns dabei. Es repräsentiert natürlich nicht das gesamte Yogasystem. Es gibt Tausende von Yogastellungen und -übungen. Bei dem Yogastil, den ich Ihnen hier vorstelle, arbeiten wir viel mit den Beinen, den Hüften und der Wirbelsäule, da diese unser physisches Fundament darstellen, und wenn das Fundament schwach ist, ist alles schwach, wie jeder von uns weiß.
Das Nächste, worauf wir achten müssen, ist, wie bereits erwähnt, eine gesunde Ernährung. Sicher haben Sie schon einmal den Spruch gehört: »Eine Armee funktioniert über den Magen.« Das gilt auch für jeden Einzelnen von uns. Doch dazu komme ich später noch ausführlicher.
Zu guter Letzt müssen wir auch noch lernen, richtig zu atmen, um unser Energieniveau zu erhöhen und unseren allgemeinen Gesundheitszustand zu verbessern. Ohne Nahrung können wir etwa drei Monate überleben, ohne Wasser ein paar Tage, doch ohne Luft nur ein paar Minuten. Den größten Teil unserer Energie beziehen wir über die Atmung. Die meisten Menschen atmen allerdings sehr flach und nutzen nur ein Drittel ihrer Lungenkapazität. Wir wollen uns jedoch so gesund und energiegeladen wie möglich fühlen. Atmen Sie also tief, trinken Sie viel Wasser, bewegen Sie sich ausreichend und denken Sie positiv.

Yoga für Männer

Ich hatte schon immer das Gefühl, dass wir Menschen nicht erst eines Tages zu spirituellen Wesen werden, sondern dass wir bereits diese wunderbaren spirituellen Wesen sind, die sich entschieden haben, jetzt hier zu sein. Es ist der beste Ort, an dem wir sein können, und wenn er es nicht ist, verlassen wir ihn und gehen irgendwo anders hin. Wir können uns also ruhig den Wind um die Nase wehen lassen und glücklich und erfüllt leben.

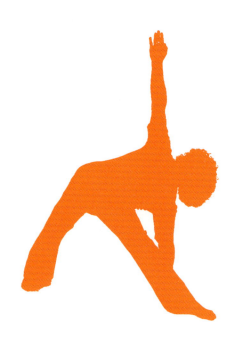

‹ Den inneren Schweinehund überwinden

Ich war schon immer sportlich und habe schon früh gelernt, dass man durch harte Arbeit gute Ergebnisse erzielt. Nach meinem ersten Yogakurs fühlte ich mich jedoch halb tot. Ich war von jeher stark, aber nicht besonders beweglich. Wenn ich bei der Vorwärtsbeuge im Stehen den Rumpf nach unten beugte, blieben meine Hände etwa dreißig Zentimeter vom Boden entfernt. Schaute ich nach rechts, sah ich, dass die attraktive Dame neben mir den Kopf zwischen den Beinen und die Hände auf dem Boden hinter den Füßen hatte. Als konkurrenzorientierter junger Mann versuchte ich natürlich angestrengt, es meiner Nachbarin gleichzutun. Doch meine verzweifelten Versuche führten nur dazu, dass ich am ganzen Körper zu zittern und zu schwitzen begann, und brachten meinen Kopf und meine Hände meinen Knien und dem Boden kein bisschen näher.

Die erste Lektion, die ich zu lernen hatte, bestand also darin, dass man manche Dinge erreichen kann, indem man Druck ausübt, und dass andere Dinge Zeit brauchen und leichter durch Loslassen erreicht werden. Nach drei Monaten war ich in der Lage, den Kopf auf die Knie und die Hände neben die Füße zu legen. Heute kann ich problemlos meinen Kopf zwischen die Beine nehmen und die Hände hinter die Füße legen.

Wir Männer arbeiten meist nicht an unserer Beweglichkeit und bleiben deshalb relativ unflexibel. Wenn wir es doch tun, werden wir zwar beweglicher, aber wir müssen auch »dranbleiben« und täglich üben, um beweglich zu bleiben. Wir müssen Disziplin entwickeln, eine Disziplin des täglichen Übens – das war die zweite Lektion, die ich lernte. Die meisten von uns haben nicht immer eine oder anderthalb Stunden Zeit für Yogaübungen, doch wenn wir nicht beharrlich an uns arbeiten, erzielen wir auch nicht die gewünschten Ergebnisse.

Yoga für Männer

Zu diesem Buch gehört eine DVD, die, wie der Praxisteil des Buches, in vier Abschnitte unterteilt ist. Sie können selbst entscheiden, mit welchem Mittel Sie üben möchten. Das Buch erlaubt Ihnen, sich Ihr Übungsprogramm frei zusammenzustellen. Die DVD gibt Ihnen eine Übungsvariante vor, die ich persönlich sehr wirkungsvoll finde. In der ersten, fünf Minuten dauernden Phase machen wir Aufwärmübungen, die zweite ist die Krieger-Serie, die etwa dreißig Minuten dauert, dann folgen fünfzehn Minuten Bodenarbeit und schließlich als letzte Phase (eine der wichtigsten) sieben Minuten Entspannung.

Sie können täglich mit dem gesamten DVD-Programm oder mit einem Teilbereich arbeiten – sogar nur mit den letzten fünf Minuten. Denn nur wenn man täglich übt, stellen sich Erfolge ein! Nachdem ich mit meinem Yogaprogramm begonnen hatte, dauerte es drei Monate, bis ich das Gefühl bekam, einen neuen Körper und Geist zu haben. Wenn Sie eine bestimmte Stellung einnehmen, ist damit eine bestimmte Absicht verbunden und diese Absicht bewirkt in relativ kurzer Zeit eine Veränderung in Ihren Körperzellen. Plötzlich stellen Sie fest, dass Sie Dinge tun können, die Ihnen anfangs unmöglich schienen.

❮ Prana – die Lebenskraft

In China spricht man vom »Chi«, die indischen Yogis nennen es »Prana«. Ich habe gelernt, dass diese Begriffe, in unsere Sprache übersetzt, so viel wie »Lebenskraft« bedeuten. Allerdings kann beim Übersetzen auch viel von der wirklichen Bedeutung verloren gehen. Ich hatte nie ganz verstanden, was mit »Prana« eigentlich gemeint ist, bis ich eines Tages auf der Autobahn 405 bei Santa Monica im Stau stand. Die Außentemperatur betrug etwa vierzig Grad Celsius und ich war sehr dankbar für die Klimaanlage in meinem Auto. Ich blickte nach links zur Mittelleitplanke hinüber, die die Fahrbahnen voneinander trennte, und sah drei Palmen, die buchstäblich aus dem Beton wuchsen – mitten auf der Autobahn. Sie hatten kein Wasser, keine Erde, die Luft war stickig und voller Abgase und dennoch steckte in diesen Bäumen eine Lebenskraft, die sie allen Widrigkeiten zum Trotz wachsen ließ. Das ist »Prana«. Jedes Lebewesen trägt diese Kraft in sich. Sie kommt aus unserem tiefsten Inneren. Wir werden damit geboren. Wir leben von Luft, Wasser und Nahrung, doch diese Dinge sind wie Holzscheite im Feuer. Die eigentliche Energie kommt vom Feuer selbst, aus unserem Inneren. Das ist die »Lebenskraft«. Sie zieht mit dem Geist in uns ein und sie verlässt uns mit dem Geist. Das Problem vieler Menschen besteht allerdings darin, dass sie diese Energie nicht mehr so stark spüren wie in der Kindheit, denn sie wird im Laufe der Zeit durch verschiedene Faktoren blockiert und hört irgendwann auf, frei zu fließen. Die in diesem Buch beschriebenen Yogastellungen und -übungen, setzen das Prana aus unserem Inneren frei. Sie brechen die Blockaden auf und ermöglichen es der ursprünglichen Energie, frei zu fließen.

Yoga für Männer

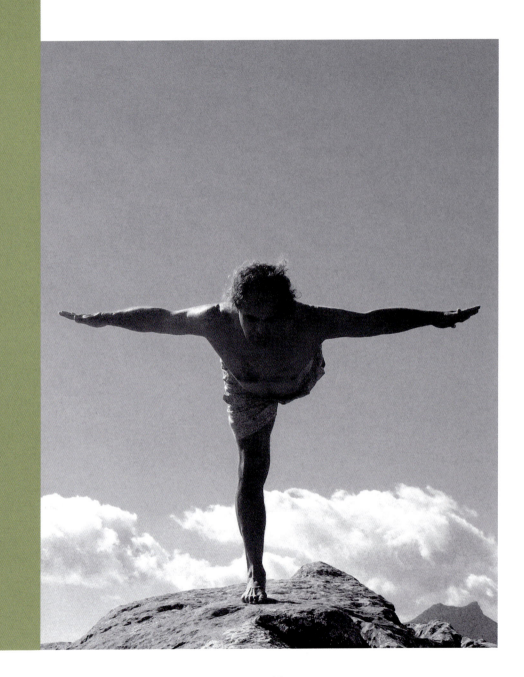

❮ Fokus – die Fähigkeit, sich zu konzentrieren

Unser Geist ist das effektivste Werkzeug, das uns in diesem Leben zur Verfügung steht, und die Fähigkeit, unsere geistigen Kräfte zu bündeln, eröffnet uns ungeahnte Möglichkeiten. Es ist so ähnlich wie beim Autofahren: Wenn Sie dabei ständig hierhin und dorthin schauen, kommt das Auto von der Straße ab. Blicken Sie jedoch immer konzentriert geradeaus, bleibt das Auto auf der richtigen Spur. Die Yogis sagen: »Unser Geist ist wie ein Affe, den wir erziehen müssen.« Indem wir unsere Aufmerksamkeit bündeln, also Gebrauch von unserer Konzentrationsfähigkeit machen, fangen wir an, den inneren Affen zu erziehen, und kommen der Sache näher, auf die wir uns konzentrieren.

Beim Yoga ist Konzentration allerdings kein unbewegliches Starren, sondern wir fixieren mit weichem Blick einen bestimmten Punkt, während wir eine Stellung einnehmen oder eine Position halten.

Yoga für Männer

‹ Asana – die Yogastellung

Asana, das Wort, das oft am Ende der Sanskrit-Bezeichnungen der Yogastellungen steht, bedeutet einfach Stellung oder Haltung. Eine Asana ist nicht so sehr eine machtvolle Haltung, sondern mehr eine Haltung der Macht. Das Zentrum der Stellung ist stets im Herzen.

Der Unterschied zwischen östlichem und westlichem Denken zeigt sich vor allem darin, dass man im Westen meint, es gebe nur einen Weg zur Wahrheit, während man im Osten überzeugt ist, dass die Wahrheit zwischen den Gegensätzen – eben in der Mitte – zu finden ist. Dieses Denken spiegelt sich auch beim Yogaüben wider. Die besten Ergebnisse erzielen wir, wenn wir den Körper abwechselnd in entgegengesetzte Richtungen dehnen. Was wir auf der einen Seite tun, tun wir auch auf der anderen. In der westlichen Physiotherapie nennen wir dieses Prinzip »reziproke Innervation«. Im Yoga heißt es »Stellung und Gegenstellung«. Der Stil ist flexibel und fließend und wir bewegen uns auch geistig mit, wenn wir uns von einer Stellung in die nächste bewegen.

❮ Pranayama – die Kontrolle des Atems

Der Atem ist direkt mit dem Denken und Fühlen verbunden. Was im Fühlen und Denken geschieht, beeinflusst die Atmung und was mit der Atmung geschieht, beeinflusst das Denken und Fühlen. Sind wir ängstlich oder gestresst, atmen wir flach und unregelmäßig. Sind wir ruhig und entspannt, sind auch unsere Atemzüge länger, weicher, ruhiger und gleichmäßiger. Dementsprechend können wir unseren Geist zur Ruhe bringen, indem wir bewusst langsam und gleichmäßig atmen. Jeder hat schon einmal den Rat gehört: »Wenn du aufgebracht bist, atme zehnmal tief ein und aus.« Dadurch beruhigt man sich und tut nichts, was man später bereuen würde. Andererseits können wir uns durch schnelleres Atmen energetisch aufladen, wenn wir uns träge oder matt fühlen. Manche Leute erreichen das beispielsweise durch Aktivitäten wie Joggen.
Es gibt zwei Basis-Atemübungen: Die tiefe, vollständige Atmung (Yoga-Vollatmung), die uns ruhig werden lässt, und den Feueratem, der uns »aufweckt«.

Die Vollatmung

Wie der Name schon sagt, wird bei der Vollatmung die volle Lungenkapazität genutzt. Die meisten Menschen atmen im Alltag sehr flach und nutzen dabei nur den oberen Teil der Lunge. Beim Yoga wollen wir eher wie ein Opernsänger atmen. Wir pressen die Luft beim Einatmen zuerst in den unteren Teil der Lunge und lassen sie dann in den oberen Bereich strömen. Beim Ausatmen drücken wir die Atemluft von unten nach oben heraus, während wir den Bauch einziehen.
Die Form der Lungenflügel erinnert an eine Birne, der untere Teil, den die meisten von uns gewöhnlich nicht nutzen, ist also viel breiter und aufnah-

mefähiger. Mit jedem Einatmen dehnt und biegt sich der Körper ganz natürlich, während er sich beim Ausatmen zusammenzieht. Visualisieren Sie Ihre Atmung in Form einer Kreisbewegung: Beim Einatmen fließt der Atem entlang der Vorderseite des Körpers bis zur Wirbelsäulenbasis, beim Ausatmen strömt er an der Rückseite nach oben und verlässt den Körper durch die Schädeldecke. Dieser natürliche Atemzyklus kann Ihnen helfen, tiefer zu atmen, Ihr Energieniveau anzuheben und leichter von einer Yogastellung in die nächste zu wechseln.

Ich benutze die Übung des Beckenkippens (siehe S. 100), um den Atemvorgang besser wahrzunehmen und die Atemzüge auszudehnen: Wir kippen das Steißbein beim Einatmen nach unten und machen ein leichtes Hohlkreuz und lassen das Becken dann beim Ausatmen wieder nach vorne schwingen, ziehen den Bauch ein und pressen den Rücken auf den Boden. Es ist wie eine Meereswelle, die vor und zurück brandet.

Wir können den Atem sogar noch besser kontrollieren, wenn wir die Zunge direkt hinter der oberen Zahnreihe an den Gaumen legen und die Luft durch die Nase einziehen, sodass sie wie durch einen Kanal in den hinteren Teil des Rachens strömt. Wir stellen außerdem fest, dass durch die Konzentration auf den Atemvorgang die Atemzüge allmählich länger werden. Wenn wir uns auf das Ausatmen konzentrieren, atmen wir automatisch tiefer ein. Lassen Sie alles los, was Sie nicht brauchen, und schaffen Sie Raum für das, was Sie brauchen.

Die Feueratmung

Die Feueratmung wird oft auch »Atem des Läufers« genannt, da man in einem schnellen Rhythmus atmet, wie beim Rennen, wenn man bei jedem Auftreffen eines Fußes auf dem Boden ausatmet. Bei der Feueratmung atmen wir auf diese Weise, während wir still sitzen. Der Fokus liegt auf dem Zwerchfell direkt unter den Rippenbögen. Auf diese Weise entsteht große

Pranayama – die Kontrolle des Atems

Hitze im Körper, der Energiepegel steigt, das Gehirn wird »aufgeweckt«, Magen und Zwerchfell werden gekräftigt und die Lunge gereinigt. Wenn wir fünf Minuten auf diese Weise atmen, ist es, als wären wir ein bis zwei Kilometer gelaufen.

Die Atmung beim Yoga

Beide Atemtechniken können und sollten beim Yoga eingesetzt werden. Anfangs können Sie die Stellungen noch mit der Atmung verändern: Beim Einatmen machen Sie ein Hohlkreuz und dehnen die Lunge, den Brustkorb und den Bauch aus, beim Ausatmen machen Sie einen runden Rücken und pressen den Bauch zusammen. Das ist für den Anfang eine großartige Übung, um Kraft und Beweglichkeit zu entwickeln. Später können Sie die Stellungen halten und langsam fünf- bis zwanzigmal ein- und ausatmen. Sie können auch den Feueratem beim Halten einer Stellung praktizieren. Konzentration und Atmung sind bei jeder Yogastellung entscheidend.

Yoga für Männer

❮ Meditation – sich versenken

Es heißt, dass wir nur etwa neun Prozent unseres geistigen Potenzials nutzen. Meditation hilft uns, Zugang zu unserem Unbewussten zu finden und nach und nach die restlichen einundneunzig Prozent zu erschließen.
Ein anderes Wort für Meditation ist »Versenkung«. Wenn wir vollkommen in etwas vertieft sind, befinden wir uns im meditativen Zustand. Am Anfang sind da die meditierende Person, der Vorgang des Meditierens und das Meditationsobjekt – und am Schluss gibt es nur noch das Meditationsobjekt. Jeder von uns meditiert immer wieder ganz spontan und natürlich. Manche Menschen tun es bei der Arbeit, andere beim Joggen, beim Musikhören, beim Liebesakt oder beim Autofahren. Beim Yoga tun wir es allerdings bewusst und mit voller Absicht. Meditation ist eines der großartigsten Hilfsmittel, um auf dieser Welt zurechtzukommen – besonders in unserer stressigen Zeit.
Mein Freund Vince, ein wunderbarer Yogalehrer, ging einmal nach Indien, um sich bei einem berühmten Lehrer in der Meditation unterweisen zu lassen. Nach seiner Ankunft im Aschram fragte er den Lehrer beim ersten Treffen, welche Form der Meditation er für die beste halte. Der Lehrer schaute Vince überrascht an und erwiderte: »Form, Form? Du sitzt. Du meditierst.« Wir neigen stets dazu, das Meditieren komplizierter zu machen, als es ist.
Setzen Sie sich mit geradem Rücken bequem hin, atmen Sie sanft ein und aus und werden Sie still. Schließen Sie die Augen und konzentrieren Sie sich ein paar Minuten lang auf die Stelle zwischen Ihren Augenbrauen. Richten Sie Ihre Aufmerksamkeit dann auf Ihr Herz. Sehen Sie vor Ihrem geistigen Auge einen hellen Lichtstrahl, der aus dem Zentrum Ihres Herzens kommt. Wenn Sie bemerken, dass Ihre Gedanken abschweifen, kommen Sie mit der Aufmerksamkeit immer wieder zu diesem Lichtstrahl zurück, bis Sie das Bild halten können. Nach einiger Zeit können Sie sehen, wie das Licht mit Ihrem Herzschlag pulsiert. Sie, ich – alles in diesem Universum hat einen Puls,

einen Rhythmus. Schwingen Sie sich auf Ihren Rhythmus ein. Der Schlüssel zur Tür des Unbewussten ist der *Rhythmus*.

Es ist großartig, den Tag mit einer Meditation zu beginnen und ihn abends mit einer Meditation zu beschließen, um den Geist zu reinigen. Entscheiden Sie selbst, wie lange Sie sich beim Meditieren wohlfühlen.

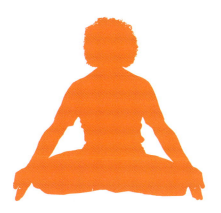

Yoga für Männer

❮ Ernährung – man ist, was man isst

Die meisten Menschen würden sich weigern, ihr Auto mit minderwertigem Treibstoff zu betanken, doch sie machen sich kaum Gedanken darüber, was sie ihrem Körper zuführen. Nahrung soll Körper *und* Geist nähren und alles liefern, was der Mensch braucht, um gesund, glücklich und aktiv leben zu können. Alles, was Sie essen, wird in Ihrem Körper in neue Zellen umgewandelt: Sie sind, was Sie essen. Daher sollten Sie das Beste für Ihre Ernährung tun.
Im Yoga gilt die Regel: Will man die größtmögliche Energiemenge aufnehmen, sollte man vorwiegend Nahrungsmittel verzehren, die an der Sonne gereift sind. Das bedeutet, dass der überwiegende Teil der Nahrung aus Gemüse bestehen sollte und dass dieses Gemüse möglichst naturbelassen sein muss. Ein guter Anhaltspunkt ist die Fünfzig-Prozent-Regel, die besagt, dass die Nahrung zur Hälfte aus Gemüse bestehen und wiederum die Hälfte dieses Gemüses roh verzehrt werden sollte. Durch Kochen werden viele lebenswichtige Enzyme und Vitamine zerstört. Essen Sie also jeden Tag einen Salat und versuchen Sie, so viele verschiedene Gemüsesorten wie möglich (roh und gekocht) in Ihren Speiseplan zu integrieren. Jeder gute Koch wird Ihnen zudem sagen, dass man Gemüse nicht »zerkochen« soll. Es sollte also noch bissfest sein.
In fast allen wissenschaftlichen Studien über den Zusammenhang zwischen Ernährung und diversen Erkrankungen – von Krebs über Herzkrankheiten bis hin zum Gedächtnisverlust – wurde nachgewiesen, dass grüne Blattgemüse die beste und billigste Medizin zur Vorbeugung gegen solche Erkrankungen sind. Gleich nach dem grünen Blattgemüse kommen die gelben und orangefarbenen Gemüsesorten.
Wir brauchen natürlich auch Proteine, und zwar besonders dann, wenn wir körperlich schwer arbeiten. Allerdings sollte die Menge an eiweißreicher Nahrung im Vergleich zum Gemüse nur etwa ein Drittel betragen. Eine gute Faustregel lautet: Auf eine Handvoll Eiweiß- oder Kohlenhydratnahrung sollten drei

Ernährung – man ist, was man isst

Handvoll Gemüse kommen. Die meisten Menschen essen auch viel mehr rotes Fleisch als nötig. Eier, Käse und andere Milchprodukte, Hülsenfrüchte, Nüsse, Fisch und (wenig) Geflügel sollten die Haupteiweißquellen sein. Eier enthalten zum Beispiel eine bedeutende Menge an Vitaminen und Mineralstoffen. Joghurt ist eines der gesündesten Nahrungsmittel, die es gibt. Eine Studie über Langlebigkeit ergab, dass in fast allen Gegenden, in denen die Mehrheit der Bevölkerung ein auffällig hohes Alter erreicht, traditionell irgendeine Art gegorener Milch verzehrt wird. Guter Käse wirkt ähnlich wie Joghurt. Auch Hülsenfrüchte zählen zu den besonders gesunden Nahrungsmitteln und sollten auf keinem Speisezettel fehlen, denn sie haben außerdem noch den Vorteil, nicht dick zu machen. Wissenschaftler glauben, dass der in Indien übliche tägliche Verzehr von Linsen die dortige Bevölkerung vor Eiweißmangel schützt. Viele ältere Menschen stellen fest, dass Fisch (oder Fischöl) ausgezeichnet für ihre Gelenke ist und dass sie darüber hinaus kein weiteres Eiweiß tierischen Ursprungs benötigen. Rotes Fleisch verbraucht bei der Verdauung ein Vielfaches der Energie, die es liefert, und deshalb sollte man es wirklich nur zu besonderen Gelegenheiten essen. Ich weiß, dass die meisten Yogabücher eine ausschließlich vegetarische Ernährung empfehlen, doch unser Ansatz ist ein bisschen lebendiger und ich finde, dass eine ausreichende Versorgung mit Eiweiß vor allem in kälteren Klimazonen notwendig ist.

Vollkornprodukte sind ebenfalls ein wichtiger Bestandteil der Ernährung, sie sollten jedoch nicht in den Mengen verzehrt werden, an die die meisten Leute gewöhnt sind. Vollkorngetreide ist ein sehr guter Energielieferant. Achten Sie allerdings darauf, dass es so naturbelassen wie möglich ist und wechseln Sie immer wieder die Sorte, um Einseitigkeit vorzubeugen. Es ist empfehlenswert, täglich eine gute Eiweißquelle und eine gute Kohlenhydratquelle zu haben. Wenn Sie also bei einer Mahlzeit Kartoffeln oder Reis essen, brauchen Sie kein Brot. Haferflocken haben sich als besonders wertvoll für Menschen mit verstopften Arterien erwiesen, doch es muss die Sorte sein, die man etwa zwanzig Minuten kochen muss.

Der Verzehr von frischem Obst der Saison ist die beste Zuckerquelle. Allerdings ist es besser, die ganze Frucht zu essen, als nur den Fruchtsaft zu trinken. Ganze Früchte und Gemüse liefern uns die für eine gesunde Verdauung notwendigen Ballaststoffe. Naturbelassener Honig und Ahornsirup sind ebenfalls gute Zuckerlieferanten, sollten jedoch sparsam verwendet werden. Man hat herausgefunden, dass der Verzehr von Honig aus der Region, in der man lebt, zudem gut gegen Allergien wirkt.

Unser Körper braucht auch Fett, um gesund zu bleiben. Unglücklicherweise nehmen die meisten Menschen in den Industrieländern zu große Mengen an Fett, Zucker und Brot zu sich. Fettleibigkeit ist eine der Hauptursachen für sogenannte Zivilisationskrankheiten. Sie greift um sich, wenn wir zu reich werden. Gegen dieses Übel gibt es nur ein (einfaches) Mittel: Essen Sie weniger und bewegen Sie sich mehr. Mit anderen Worten, verbrauchen Sie mehr Energie, als Sie mit Ihren Mahlzeiten zu sich nehmen. Dadurch wird auch der Heißhunger auf Süßes reduziert.

Die schädlichsten Fette sind die sogenannten Transfette und die gesättigten Fette. Diese Fette härten bei Zimmertemperatur aus. Die gesündesten Fettquellen sind aus Oliven, Nüssen und Samen gewonnene Öle, die sich natürlich hervorragend zur Zubereitung von Salaten eignen.

Wenn man über Ernährung spricht, darf man ein Element, ohne das überhaupt kein Leben möglich wäre, natürlich nicht vergessen: das Wasser. Wasser ist das beste und gesündeste Getränk, das uns zur Verfügung steht. Es ist einfach unvergleichlich. Unser Körper braucht etwa zwei Liter Wasser pro Tag. Diese Menge variiert natürlich, je nachdem, wie hoch die Luftfeuchtigkeit an unserem Wohnort ist und wie viel Obst und Gemüse wir täglich zu uns nehmen. Doch wir brauchen auf jeden Fall genügend frisches, reines Wasser, um zu überleben. Ein bisschen Wein ist hin und wieder erlaubt – aber wirklich nur ein bisschen.

Wenn Sie sich schlapp oder kraftlos fühlen, sollten Sie einmal versuchen, sich eine Woche lang nur von Gemüse zu ernähren. Sie werden staunen, wie gut Sie sich danach fühlen.

Falls Ihr Körper einer gründlichen inneren Reinigung bedarf oder wenn Sie krank sind, ist es vielleicht sogar ratsam, für eine Weile zu fasten. Fasten gibt Ihrem Körper eine Ruhepause und ermöglicht es ihm, die Energie, die er sonst zur Aufnahme, Verdauung und Ausscheidung von Nahrung benötigt, zur Regeneration und inneren Reinigung einzusetzen. Manche Menschen fasten ausschließlich mit Wasser, doch das Getränk, mit dem man die beste und stärkste Reinigung erzielt, ist ein Drink aus dem Saft einer halben Zitrone, einem Teelöffel naturbelassenem Ahornsirup und einer Prise Cayenne-Pfeffer. Diese Mischung wird mit etwa zweihundert Millilitern Wasser verrührt und drei bis zehn Tage lang acht- bis zwölfmal täglich warm oder kalt getrunken. An den drei Tagen vor einer solchen Fastenkur sollten Sie ausschließlich Obst und Gemüse zu sich nehmen. Außerdem ist es ratsam, am Abend vor dem Fasten (und während der Kur jeden dritten Tag) einen Abführtee zu trinken. Am Abend des letzten Fastentages sollten Sie gedämpfte Tomaten zu sich nehmen und an den darauffolgenden drei Tagen nur gekochtes Gemüse essen.

Am ersten Tag der Kur fürchten Sie vielleicht zu sterben, am zweiten Tag möchten Sie vielleicht sterben, doch am dritten Tag werden Sie mehr Energie verspüren denn je. Diese Kur führt man am besten allein durch. Es ist auch wichtig, dafür zu sorgen, dass man viel Zeit zum Ausruhen hat. Diabetespatienten sollten diese Kur nicht durchführen.

Yoga für Männer

❮ Wandern – der perfekte Ausgleich

Der menschliche Körper ist eigentlich dafür geschaffen, den ganzen Tag in Bewegung zu sein. Viele Rücken-, Nacken- und Hüftbeschwerden sind darauf zurückzuführen, dass die Leute zu viel sitzen und zu wenig gehen. Beim Sitzen ist die Belastung für den Rücken dreimal so hoch wie beim Joggen.
Das vorliegende Yogaprogramm ist ein großartiges Training für den ganzen Körper, aber noch besser ist es, wenn wir es mit Gehen oder Wandern ergänzen. Die Kombination dieser beiden Bewegungsarten schafft einen Ausgleich zum vielen Sitzen. Wir sollten jede Gelegenheit zum Gehen oder Wandern nutzen. Wie oft setzen wir uns ins Auto und fahren kurze Strecken, um Milch oder Eier zu holen. Wir sollten stattdessen zu den Geschäften laufen. Menschen, die in Stadtzentren leben, gehen öfter zu Fuß als die Bewohner der Vororte, da es in den Städten mehr Probleme mit Staus und Parkplätzen gibt. Eine der besten Möglichkeiten, den täglichen Spaziergang sicherzustellen, ist die Anschaffung eines Hundes. Der Hund wird dafür sorgen, dass Sie täglich mit ihm laufen.
Beim Gehen werden alle Muskeln, Gelenke, Knochen, Nerven, Sehnen, Bänder, das Herz, die Lunge und die Sinne aktiviert. Außerdem wird die Funktion aller Drüsen und inneren Organe angeregt. Mit anderen Worten: Gehen wirkt sich auf den ganzen Körper positiv aus und sorgt außerdem dafür, dass wir mit unserer Umgebung in Kontakt bleiben.
Manchen Menschen genügt ein Spaziergang, andere müssen noch einen Schritt weitergehen. Ich glaube, dass das Wandern in der Natur das Gesündeste und Erfüllendste ist, das man für sich tun kann. Ich bin glücklich, dass ich jedes Jahr mehrere Wanderreisen unternehmen kann. Eine dieser Reisen führt mich regelmäßig nach Mallorca, wo ich mit meinem guten Freund Hans Albrecht aus München und einem Dutzend anderer Freunde aus aller Welt ausgedehnte Wandertouren unternehme. Wir haben die Berggipfel und Strände dieser Insel erkundet und jeden Quadratzentimeter genossen. Jeden

Wandern – der perfekte Ausgleich

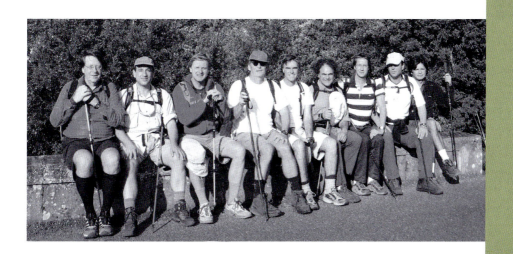

Herbst veranstalten wir eine »Männerwoche«, bei der wir Freunde zusammenkommen, um zu wandern, Yoga zu üben und uns richtig gut zu ernähren. Alle freuen sich schon das ganze Jahr darauf und fühlen sich am Ende der Woche jedes Mal großartig. Im April veranstalte ich eine weitere Männerwoche mit einigen australischen Freunden im Grand Canyon, in Arizona und im Juni haben wir eine Männerwoche mit kalifornischen Freunden in Durango, Colorado. Einige dieser Männerwochen finden seit fünfzehn Jahren regelmäßig statt und die Jungs freuen sich schon das ganze Jahr darauf. Männerwochen sind eine großartige Sache; es tut uns gut, mit alten und neuen Freunden zusammenzukommen, Dinge zu tun, für die wir im Alltag keine Zeit haben, und über Themen zu sprechen, die uns Männer interessieren. Falls Sie anfangen wollen, regelmäßig zu wandern, benötigen Sie für Ihre Sicherheit und Ihr Wohlbefinden eine gute Ausrüstung. Am wichtigsten sind bequeme Wanderschuhe oder Stiefel, die eine halbe oder eine ganze Größe größer sein sollten als Ihre Alltagsschuhe. So stoßen die Zehen beim Bergabgehen nicht permanent an, denn das kann sehr schmerzhaft sein und sogar zu schlimmen Nagelverletzungen führen. Achten Sie beim Kauf darauf, dass die Schuhe wirklich bequem und vor allem weit genug sind. Gehen Sie nicht davon aus, dass sich die Stiefel im Laufe der Zeit an Ihre

Yoga für Männer

Füße anpassen – sie tun es nicht. Außerdem sollten Sie sich gute Wandersocken besorgen, in denen Ihre Füße trocken bleiben. Also keine Baumwollsocken, denn darin bekommen Sie feuchte und kalte Füße und Blasen. Allgemein kann man sagen, dass Baumwolle kein geeignetes Material für Wanderbekleidung ist, weil sie die Feuchtigkeit hält und nur sehr langsam trocknet. Die neuen Polyesterfasern sind für diesen Zweck viel besser geeignet. Darin bleibt Ihr Körper trocken und warm. Goretex- und Fleece-Jacken und -Hosen schützen sehr gut bei schlechtem Wetter. Kaufen Sie sich einen Rucksack, der bequem zu tragen ist und nicht nur die Schultern, sondern den ganzen Rücken gleichmäßig belastet. In den Rucksack gehören auf jeden Fall genügend Wasserflaschen, etwas zu essen für den Notfall und eine warme Kopfbedeckung. Ein Feuerzeug oder eine Schachtel Streichhölzer können ebenfalls nützlich sein. Außerdem ist es eine gute Idee, eine Isolierdecke, eine Plastiktüte für Abfälle, einen Spiegel für Notsignale, eine Pfeife, einen Kompass, eine Landkarte, ein kleines Erste-Hilfe-Set, ein Messer und eine Taschenlampe dabeizuhaben. Ich bewahre meine ganze »Überlebensausrüstung« in einer kleinen, wasserdichten Tasche auf.

Ein hochwertiger, leichter Wanderstock kann helfen, das Gewicht so zu verteilen, dass die Knie und Beine entlastet werden. Man sagt, dass ein Wanderstock die Gelenke im Laufe eines dreistündigen Marsches um etwa eintausend Kilo entlastet. Manche Leute ziehen es vor, mit zwei Stöcken zu wandern. Ich benutze lieber nur einen Stock, um eine Hand frei zu haben.

Mit diesen wenigen Dingen werden Sie Freude an Ihren Wandertouren haben und immer auf der sicheren Seite sein.

Beim Wandern sollten Sie den Fuß behutsam von der Ferse zu den Zehen abrollen und versuchen, einen für Sie angenehmen Rhythmus zu finden. Achten Sie auch auf Wanderzeichen und Wegweiser, damit Sie immer ungefähr wissen, wo Sie sich befinden. Machen Sie immer eine Pause, wenn Sie das Bedürfnis danach haben, und genießen Sie die Aussicht. Hetzen Sie nicht durch die Landschaft. Sie werden feststellen, dass das Wandern Ihre Sinne schärft, Ihren ganzen Körper stärkt und ins Gleichgewicht bringt und Ihnen ein Gefühl für die Schönheit unserer Erde vermittelt.

❮ Entspannung und Regeneration

Bei allem, was wir tun, sollten wir nie vergessen, dass sich Körper, Geist und Seele von Zeit zu Zeit regenerieren müssen. Wir brauchen unbedingt Ruhepausen. Wenn wir nie genug Zeit haben, unsere Batterien wieder aufzuladen, wird nichts in unserem Leben wirklich gut funktionieren. Irgendwann werden unsere körperlichen Regulationsmechanismen versagen und unsere Organe vorzeitig verschleißen. Im Schlaf regenerieren wir uns. Es ist wie Zauberei: Wir ziehen uns von der Außenwelt zurück, tauchen in unsere Innenwelt ein und wenn wir aufwachen, ist alles wie neu.

Erholsamer Schlaf ist so wichtig wie Essen, Trinken und Bewegung. Ohne ihn ist nichts so gut, wie es sein könnte. Die meisten Ärzte empfehlen im Allgemeinen acht Stunden Schlaf. Manche Menschen brauchen mehr, andere etwas weniger. Ich mache gerne auch zwischendurch ein Nickerchen. Nach einem einstündigen Mittagsschlaf fühlt man sich abends so viel wohler und interessanterweise habe ich festgestellt, dass ich dann sogar nachts besser schlafe.

Seien Sie also gut zu sich selbst und erlauben Sie sich, zu schlafen oder auszuruhen, wenn Sie müde sind. Das ist ein wichtiger Teil des Lebens – genauso wichtig, wie alles andere. Entspannen Sie sich, ruhen Sie sich aus und kehren Sie dann wieder ins aktive Geschehen zurück.

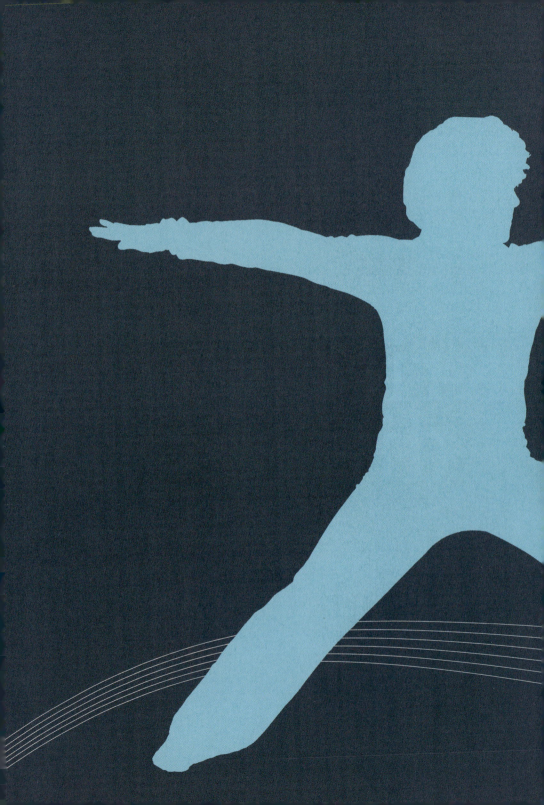

Der Krieger in dir

Der Krieger in dir

❮ Das Übungsprogramm

Das folgende Programm gliedert sich in die Blöcke Aufwärmübungen, Krieger-Serie, Bodenarbeit und Entspannung. Wie schon erwähnt, müssen Sie nicht zwanghaft das ganze Programm durcharbeiten, sondern können auch einzelne Blöcke auswählen.
Bei der Krieger-Serie wird der Sonnengruß beschrieben, den Sie auf jeden Fall üben sollten und ganz nach Belieben durch die restlichen Übungen ergänzen können. Sie können die einzelnen Abschnitte, so oft Sie möchten, wiederholen und beliebig aneinanderketten, Hauptsache, der Ablauf ist fließend. In der Regel sollten die Bewegungen der Serie einmal zu jeder Seite wiederholt werden und die Positionen zwanzig bis sechzig Sekunden gehalten werden, außer, es geht um die Schnelligkeit, wie zum Beispiel bei den Liegestützen.
Ideal ist es, täglich eineinhalb Stunden zu üben, fünfzehn Minuten sollten es aber auf jeden Fall sein. Zum Üben brauchen Sie eine Yogamatte und Sie sollten lockere Kleidung tragen. Manche der Übungen könnten Ihnen anfangs schwerfallen. Zwingen Sie Ihren Körper zu nichts. Der Erfolg wird sich mit der Zeit einstellen.

❮ Aufwärmen

Das Übungsprogramm ist anstrengend, vergessen Sie also nie, sich aufzuwärmen. Verletzungen treten häufiger auf, wenn der Körper kalt ist. Sie müssen den Kreislauf in Schwung bringen und die Gelenke »schmieren«. Die folgende Übungsreihe eignet sich gut als Zehn-Minuten-Programm, wenn Sie nicht viel Zeit haben.

Windmühle

→ 1. Stellen Sie sich aufrecht hin. Die Füße sind hüftbreit voneinander entfernt, die Knie leicht gebeugt, die Arme hängen seitlich locker herunter.
→ 2. Drehen Sie sich nun von einer Seite zur anderen und lassen Sie sich vom Gewicht der schwingenden Arme sanft bewegen. Bleiben Sie locker und entspannt. Kinn und Brustbein bleiben oben.
→ 3. Machen Sie diese Übung dreißig Sekunden bis eine Minute lang.

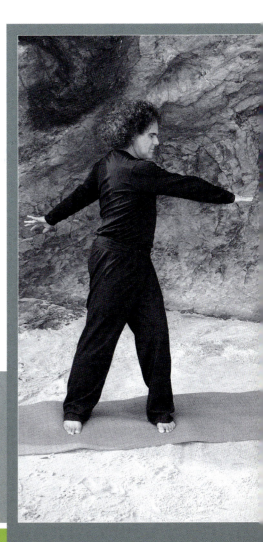

Wirkung: Dies ist eine einfache Übung zum Aufwärmen, die von Sportlern aller Disziplinen angewandt wird. Sie bildet ein sehr gutes Training für den Rücken, das Becken, die Taille, die Arme und die Schultern.

Vorsicht: Nicht zu heftig schwingen. Lassen Sie sich wie von selbst vom Gewicht der Arme bewegen. Ein leichtes Anwinkeln der Knie schützt den Rücken.

Der Krieger in dir

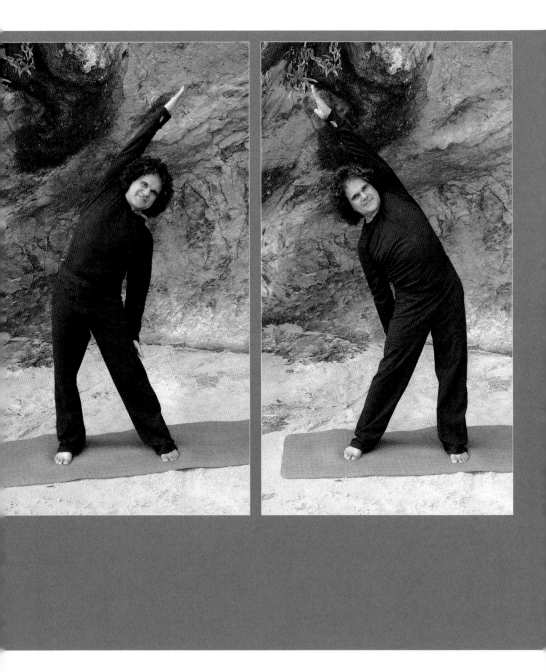

Aufwärmen

Gras im Wind

→ 1. Stellen Sie sich aufrecht hin, die Füße hüftbreit voneinander entfernt, die Knie leicht gebeugt.
→ 2. Heben Sie abwechselnd die Arme nach oben und schwingen Sie von einer Seite zur anderen. Die Arme bewegen sich entgegengesetzt zu den Hüften. Gehen Sie jedes Mal leicht in die Knie, wenn Sie zur Seite schwingen.
→ 3. Strecken Sie dann beide Arme nach oben aus – die Hände sind etwas mehr als schulterbreit auseinander – und schwingen Sie von Seite zu Seite.
→ 4. Machen Sie diese Übung dreißig bis sechzig Sekunden lang.

Wirkung: Diese Übung ist ein sehr gutes Training für die Taille und den unteren Rücken. Außerdem werden die Muskeln zwischen den Rippen und die Lunge gedehnt.

Vorsicht: Die Knie sollten bei der Bewegung stets ein wenig gebeugt sein, um den Rücken zu schützen.

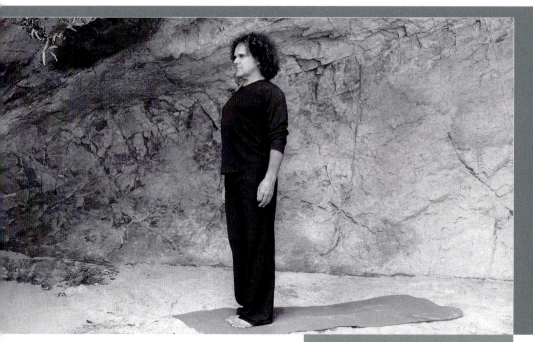

Tadasana

Berg-Stellung

→ 1. Stellen Sie sich aufrecht hin. Die Beine sind fast geschlossen, die Füße parallel.
→ 2. Ziehen Sie die Schultern nach hinten und unten, heben Sie das Brustbein und lassen Sie die Arme locker seitlich herabhängen. Das Kinn ist parallel zum Boden. Blicken Sie geradeaus.

Wirkung: Sie bekommen ein Gefühl dafür, was es bedeutet, aufrecht zu stehen. Für die meisten Menschen fühlt sich das etwas seltsam an, weil sie so daran gewöhnt sind, sich »hängen zu lassen«.

Vorsicht: Nicht die Knie durchdrücken! Drücken Sie die Oberschenkel zusammen und ziehen Sie die Kniescheiben hoch, um eine Überdehnung der Knie zu vermeiden.

Aufwärmen

Tadasana Urdhva Hastasana

Berg-Stellung mit nach oben ausgestreckten Armen

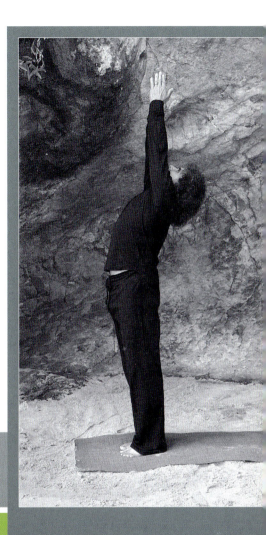

→ 1. Heben Sie in der Berg-Stellung die Arme über den Kopf und drehen Sie die Handflächen nach vorne. Strecken Sie sich, dehnen Sie den ganzen Körper.

→ 2. Pressen Sie dann die Handflächen aufeinander, legen Sie den Kopf in den Nacken und schauen Sie nach oben.

Wirkung: Dies ist eine sehr gute Übung für die Haltung – besonders, wenn Sie viel sitzen.

Vorsicht: Nicht jeder kann die Arme ganz gerade nach oben strecken. Falls Sie Probleme mit dem Nacken haben oder falls Ihnen schwindlig wird, sollten Sie den Kopf nicht in den Nacken legen.

Der Krieger in dir

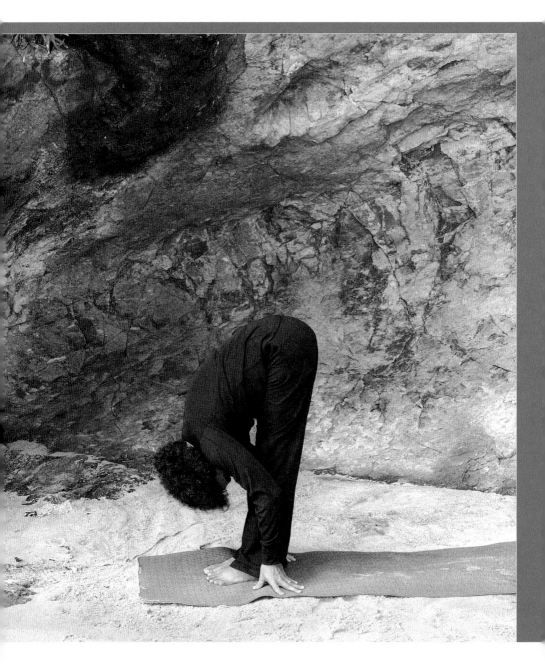

Aufwärmen

Uttanasana
Vorwärtsbeuge im Stehen

→ 1. Stellen Sie sich aufrecht hin, die Füße etwa hüftbreit voneinander entfernt.
→ 2. Beugen Sie sich aus der Taille nach vorne, bis Ihre Hände den Boden berühren. Der Bauch berührt die Oberschenkel. Lassen Sie den Rumpf aus dem Becken nach unten hängen und durch das Gewicht von Kopf und Oberkörper dehnen.
→ 3. Gehen Sie beim Vorwärtsbeugen und beim Hochkommen in die Knie. Viele Leute müssen die Knie die ganze Zeit gebeugt lassen. Wenn Sie nach und nach beweglicher werden, können Sie versuchen, die Beine durchzudrücken und die Kniescheiben hochzuziehen.

Wirkung: Diese Stellung verbessert die Durchblutung des Gehirns und dehnt die gesamte Rückseite des Körpers, von den Fersen bis zum Nacken. Dadurch wird der Vagusnerv getriggert und die Pulsfrequenz verringert sich innerhalb von zwanzig Sekunden. Die intensive Vorwärtsbeuge über die Beine massiert die Unterleibsorgane und -drüsen.

Vorsicht: Vorwärtsbeugen können den Rücken belasten. Schützen Sie Ihren Rücken, indem Sie auf jeden Fall die Knie beugen und die Hüften absenken, wenn Sie in die Stellung hineingehen. Beim Hochkommen heben Sie zuerst den Kopf und folgen dann mit dem restlichen Körper. Ziehen Sie die Kniescheiben hoch, um eine Überdehnung beim Halten der Stellung zu vermeiden. Bei hohem oder niedrigem Blutdruck oder Netzhautablösung ist Vorsicht geboten: Kommen Sie langsam aus der Stellung hoch, um Schwindelgefühle zu vermeiden, und heben Sie die Arme über den Kopf, um den Blutdruck auszugleichen.

Utkatasana
Stuhl-Stellung

→ 1. Stellen Sie sich aufrecht mit geschlossenen oder hüftbreit voneinander entfernt stehenden Beinen hin.
→ 2. Atmen Sie ein, gehen Sie in die Knie und senken Sie die Hüften, so als wollten Sie sich auf einen Stuhl setzen. Der Brustkorb bleibt aufgerichtet und die Wirbelsäule gerade. Die Knie sollen sich über den Füßen befinden, jedoch nicht über die Zehen hinausragen. Die Arme können Sie angewinkelt nach vorne ausstrecken. Dies ist keine volle Hock-Stellung, die Hüften befinden sich über den gebeugten Knien und der Rücken formt ein Hohlkreuz.
→ 3. Machen Sie diese Übung etwa zehnmal hintereinander und halten Sie die Stellung jeweils etwa fünf Atemzüge lang.

Wirkung: Diese Übung wird in allen Disziplinen, vom Yoga bis zum Tai-Chi, vom Gewichtheben bis zur Skigymnastik gelehrt, da sie die größten Muskeln des Körpers trainiert. Sie stärkt den unteren Rücken, die Oberschenkel, das Gesäß und die Knie und ist eine ausgezeichnete Ausgleichsbewegung für die Vorwärtsbeuge im Stehen. Wenn sie richtig ausgeführt wird (nicht zu tief), werden dabei die Dickdarmwinkel massiert. Außerdem stärkt diese Übung das Herz.

Vorsicht: Die Knie müssen exakt über den Füßen bleiben und sollen nicht über die Zehen hinausragen. Machen Sie keinen runden Rücken.

Aufwärmen

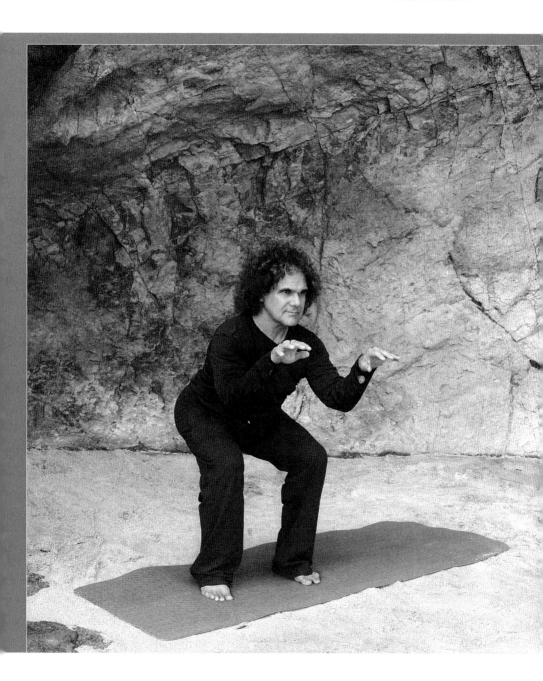

Der Krieger in dir

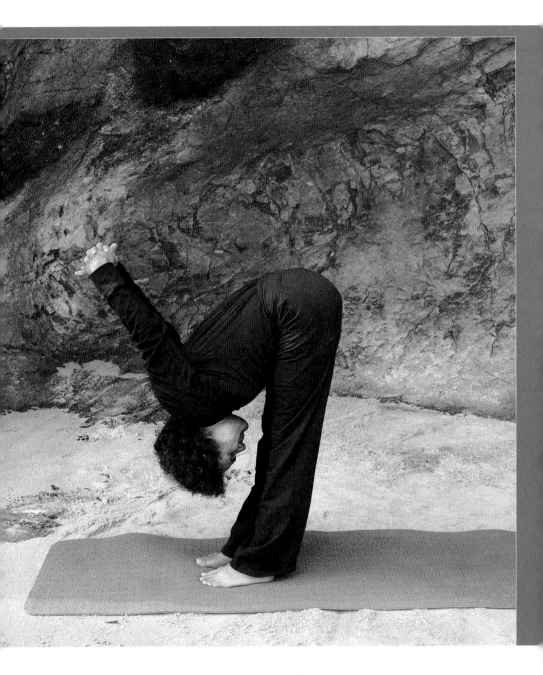

Aufwärmen

Karma Asana
Aktive Haltung

→ 1. Stehen Sie aufrecht, die Füße hüftbreit auseinander, und drehen Sie die Zehen leicht nach innen.
→ 2. Beugen Sie sich mit angewinkelten Knien aus der Taille nach vorne.
→ 3. Falten Sie die Hände hinter dem Rücken, strecken Sie die Arme aus, schieben Sie die Schulterblätter zusammen und heben Sie die Arme über den Kopf.
→ 4. Strecken Sie die Beine so weit, wie es sich angenehm anfühlt. Ziehen Sie die Knie hoch, drücken Sie die Beine zusammen und lassen Sie den Bauch auf den Oberschenkeln ruhen.
→ 5. Beugen Sie die Knie, wenn Sie die Stellung einnehmen und wenn Sie wieder hochkommen. Heben Sie beim Hochkommen den Kopf zuerst.

Wirkung: Diese Übung belebt und verleiht Kraft zum Handeln. Sie sorgt für eine gute Durchblutung des Kopfes, klärt und entspannt den Geist. Sie löst Spannungen im oberen Rücken und im Nacken und bewirkt eine gute Massage der Unterleibsorgane und Drüsen sowie eine angenehme Dehnung des Rückens und der Beine.

Vorsicht: Siehe »Vorwärtsbeuge im Stehen« (S. 47). Außerdem ist bei Schulterproblemen Vorsicht geboten.

Der Krieger in dir

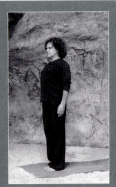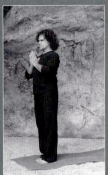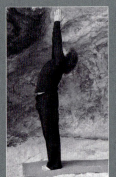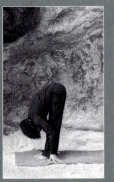

❮ Die Krieger-Serie

Wir beginnen diesen Teil des Übungsprogramms mit Surya Namaskar, dem Sonnengruß. Dies ist ein Gruß an das Licht in Ihrem Herzen und an das Licht in allem, was lebt.

> *Namasté*
> *Ich ehre das Licht, die Liebe, die Wahrheit und den Frieden in dir –*
> *Ich ehre den Raum in dir, in dem das ganze Universum Platz hat,*
> *wenn du in diesem Raum in deinem Innern weilst, und ich in*
> *diesem Raum in meinem Innern weile, sind wir eins.*

Der Sonnengruß ist eine Übungsabfolge, die aufgrund Ihres fließenden Ablaufs besonders wirksam ist und die Grundlage für Ihr individuelles Yogaprogramm darstellt.
Wiederholen Sie den Sonnengruß anfangs zehnmal. Wenn Sie etwas geübter sind, können Sie in diesen Zyklus alle Stellungen einbauen, die Sie mögen oder brauchen, und sich so eine Übungsreihe zusammenstellen, die Ihren individuellen Bedürfnissen entspricht.

Die Krieger-Serie

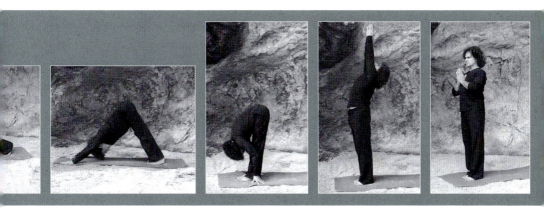

Achten Sie immer auf Ihre Atmung, konzentrieren Sie sich und denken Sie daran, dass auf jede Stellung eine entgegengesetzte Bewegung folgen sollte. Im Folgenden beschreibe ich den Ablauf des Sonnengrußes, im Anschluss finden Sie die genauen Beschreibungen aller Übungen, aus denen sich der Sonnengruß zusammensetzt, und weiterer Übungen, die ich ebenfalls empfehlen kann und die Sie zusätzlich einbauen können.

Surya Namaskar
Der Sonnengruß

→ 1. Nehmen Sie die Berg-Stellung (siehe S. 55) ein und legen Sie die Handflächen vor dem Herzen zusammen (siehe S. 56). Spüren Sie den Puls in Ihren Fingerspitzen, in den Handflächen, in der Brust.
→ 2. Atmen Sie ein, strecken Sie die Arme gerade nach oben und pressen Sie die Handflächen aneinander (siehe S. 57).
→ 3. Atmen Sie aus und beugen Sie den Rumpf nach vorne und unten, bis die Hände den Boden berühren (siehe S. 58).
→ 4. Atmen Sie ein und hüpfen Sie mit beiden Beinen nach hinten (siehe S. 59) oder machen Sie mit beiden Beinen jeweils einen großen Schritt in die Planken-Stellung (siehe S. 60).
→ 5. Atmen Sie aus, senken Sie den

Der Krieger in dir

Wirkung: Bei dieser Übungsreihe können wir die Übungen so zusammenstellen, dass sie zu einem dynamischen Tanz mit dem Atem werden. Die intensive Vorwärtsbeuge und die Streckung nach oben wirken sich sehr positiv auf Herz und Gehirn aus.

Außerdem werden die Bauchorgane und Drüsen massiert, der Rücken gedehnt, der Lymphfluss und der Blutkreislauf angeregt, die Beine, die Arme und der Brustkorb gekräftigt.

Man könnte diesen Zyklus also als »Ganzkörpertraining« bezeichnen.

Körper, gleiten Sie in den nach unten schauenden Hund (siehe S. 61).

→ 6. Atmen Sie ein und hüpfen Sie mit beiden Beinen gleichzeitig nach vorne (siehe S. 59).

→ 7. Atmen Sie aus, richten Sie sich auf und beugen Sie sich nach vorne (siehe S. 58).

→ 8. Atmen Sie wieder ein, während Sie die Arme über den Kopf heben, sich nach oben ausstrecken und die Handflächen aneinanderpressen (siehe S. 57).

→ 9. Atmen Sie aus und legen Sie die Hände wieder vor der Brust in Gebetshaltung zusammen (siehe S. 56). Spüren Sie jetzt die Veränderung in Ihrem Herzen.

Vorsicht: Beachten Sie das Prinzip von »Stellung und Gegenstellung«. Jede Stellung soll sich aus der vorhergehenden entwickeln. Auf Rückwärtsbeugen folgen Vorwärtsbeugen, auf eine Drehung nach links folgt eine Drehung nach rechts und andersherum. Jede Stellung bildet die Grundlage für die nächste. Achten Sie darauf, sich nicht zu schnell nach vorne oder nach hinten zu beugen, und heben Sie die Hände über den Kopf, nachdem Sie sich aufgerichtet haben. Wenn Ihnen schwindlig wird, sollten Sie aufhören. Oft ist ein hoher oder niedriger Blutdruck oder ein niedriger Blutzuckerspiegel die Ursache. Das wird nach einiger Zeit, wenn Sie stärker geworden sind, nicht mehr passieren. Vergessen Sie nicht, in die Knie zu gehen und die Hüften zu senken, wenn Sie in die Vorwärtsbeuge gehen oder wieder hochkommen.

Die Krieger-Serie

Tadasana
Berg-Stellung

→ 1. Stellen Sie die Füße dicht nebeneinander, die großen Zehen sind parallel. Spreizen Sie die Zehen, spüren Sie die Kraft in den Beinen. Das Becken bleibt in neutraler Position. Spüren Sie den Boden unter Ihren Fußsohlen (siehe auch S. 44).

→ 2. Stabilisieren Sie Ihren Stand, indem Sie zuerst die vorderen Fußballen, dann die Fußinnenseiten bis zu den Fersen, danach die Fersen selbst und zuletzt die Außenkanten der Füße bis zu den kleinen Zehen fest auf den Boden pressen.

→ 3. Stehen Sie aufrecht, ziehen Sie die Schultern nach hinten und unten in ihre natürliche Position. Blicken Sie geradeaus, heben Sie das Brustbein und öffnen Sie Ihr Herz. Seien Sie furchtlos und stark wie ein Berg. Haben Sie keine Angst zu leben und zu lieben. Lassen Sie sich den Wind um die Nase wehen.

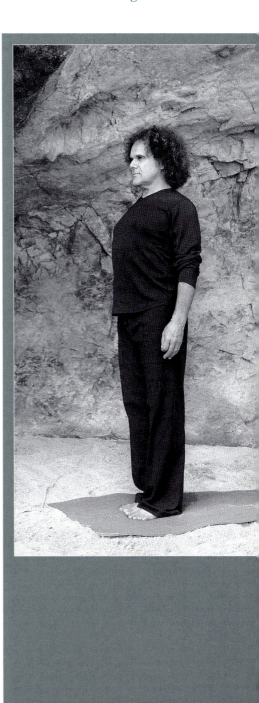

Der Krieger in dir

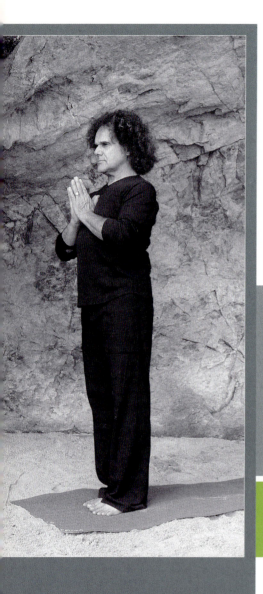

Tadasana Namaste
Berg-Stellung mit Gebetshaltung

Bringen Sie in der Berg-Stellung (siehe S. 55) die Hände in Gebetshaltung vor die Brust. Spüren Sie Ihren Herzschlag in den Fingerspitzen, den Handflächen und im Brustkorb.

Wirkung: Diese Haltung ist wohltuend für die Finger, Handgelenke, Unterarme und Schultern. Sie tut gut bei Arthritis in den Händen und Fingern. Es fühlt sich auch angenehm an, den eigenen Herzschlag wahrzunehmen und zu spüren, dass man seinen eigenen, einzigartigen Rhythmus hat.

Vorsicht: Nach Verletzungen der Finger oder Handgelenke sollten Sie nicht zu viel Druck ausüben.

Tadasana Urdhva Hastasana

Berg-Stellung mit nach oben ausgestreckten Armen

→ 1. Heben Sie aus der Berg-Stellung die Arme über den Kopf und strecken Sie sich. Dehnen Sie den ganzen Körper (siehe auch S. 45).
→ 2. Pressen Sie die Handflächen aufeinander, legen Sie den Kopf in den Nacken und schauen Sie nach oben.

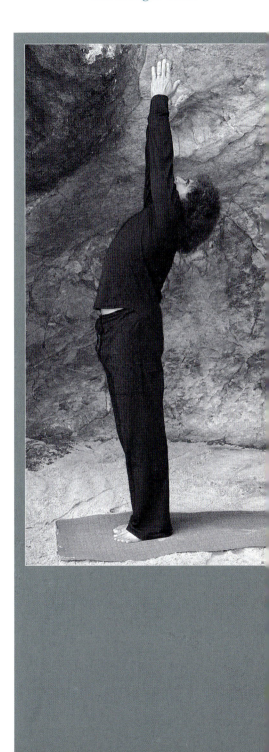

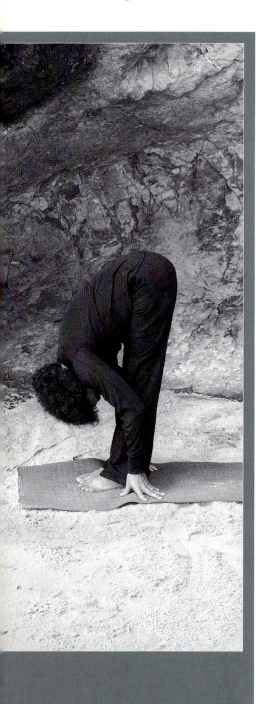

Uttanasana
Vorwärtsbeuge im Stehen

→ 1. Lassen Sie die Arme sinken und beugen Sie sich aus der Taille nach vorne, bis Ihre Hände den Boden berühren (siehe auch S. 46). Lassen Sie den Rumpf aus dem Becken nach unten hängen.

→ 2. Gehen Sie beim Vorwärtsbeugen und beim Hochkommen in die Knie.

Die Krieger-Serie

Mit beiden Beinen nach hinten hüpfen

Die Hände neben die Füße legen. Das Gewicht auf die Hände verlagern und mit beiden Beinen gleichzeitig nach hinten hüpfen.

Mit beiden Beinen nach vorne hüpfen

Die Hüften nach oben schieben, auf die Fußballen stellen, die Knie anwinkeln, den Kopf heben und nach vorne hüpfen.

Wirkung: Das Springen nach hinten oder auch nach vorne ist sehr gut für die Kräftigung der Arme, der Brustmuskeln, der Schultern und des Rückens. Es trainiert und »schmiert« alle großen Gelenke und stärkt das Herz.

Vorsicht: Falls Sie unter hohem Blutdruck oder Arthritis leiden, sollten Sie es langsam angehen lassen.

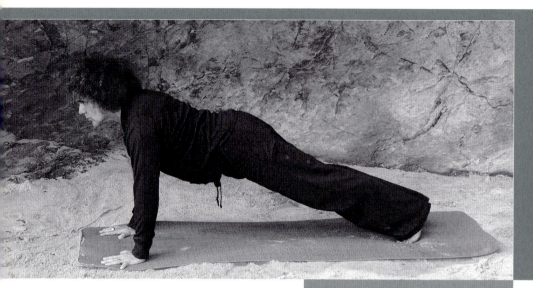

Planken-Stellung

→ 1. Legen Sie sich auf den Bauch, stellen Sie die Zehen auf dem Boden auf und legen Sie die Hände unter die Schultern.

→ 2. Drücken Sie den Oberkörper nach oben, indem Sie die Arme strecken. Der Körper bildet von den Schultern bis zu den Fersen eine gerade Linie, wie ein Brett. Die Knie, Oberschenkel, Hüften und die Rückseite der Arme sind angespannt. Pressen Sie die Fingerspitzen auf den Boden und machen Sie den Rücken breit. Die Fersen von den Knien wegdrücken.

Wirkung: Diese Übung kräftigt den ganzen Körper. Sie ist sehr gut für die Schultern, den Rücken, den Brustkorb und die stabilisierende Rumpfmuskulatur.

Vorsicht: Bei manchen Menschen sind die Handgelenke nicht so flexibel. In diesem Fall können Sie versuchen, die Hände weiter nach vorne (vor die Schultern) zu schieben. Brechen Sie die Übung ab, wenn Sie Beschwerden in den Handgelenken bekommen.

Die Krieger-Serie

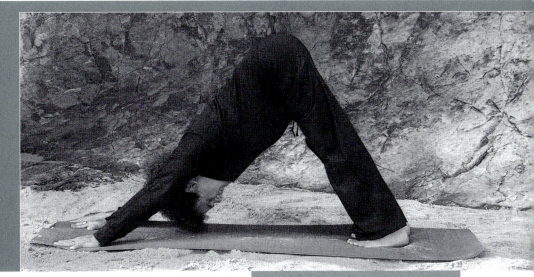

Adho Mukha Svanasana
Nach unten schauender Hund

→ 1. Stellen Sie die Füße aus der Planken-Stellung (siehe S. 60) etwa zehn Zentimeter weiter nach vorne, die Beine sind hüftbreit auseinander.
→ 2. Drücken Sie das Gesäß nach oben und hinten und die Fersen auf den Boden. Lassen Sie den Kopf baumeln und pressen Sie die Schulterblätter in den Rücken.
→ 3. Strecken Sie die Rückseite des Körpers und die Beine und öffnen Sie den Brustbereich.

Wirkung: Diese Übung wirkt beruhigend und regenerierend. Sie senkt die Herzfrequenz und kräftigt Schultern und Brustkorb. Sie dehnt die Rückseite der Beine, die Achillessehnen, die Fersen und die Hüften. Sie ist wohltuend für die Füße und verbessert die Durchblutung des Gehirns.

Vorsicht: Bei Schulterproblemen oder hohem Blutdruck ist Vorsicht geboten. Bei verkürzten Sehnen sollten Sie die Knie anwinkeln. Es kann einige Zeit dauern, bis Sie in der Lage sind, mit den Fersen den Boden zu berühren.

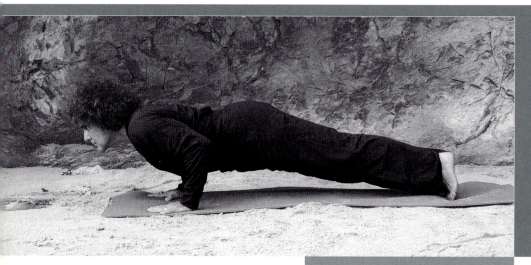

Chaturanga Dandasana
Krokodil

→ 1. Diese Stellung können Sie ebenfalls an die Planken-Stellung (siehe S. 60) anschließen.
→ 2. Senken Sie den Oberkörper ab, die Ellbogen sind dicht am Körper und bilden einen rechten Winkel.
→ 3. Die Schultern nach hinten und unten drücken und den Brustbereich anheben und dehnen. Beine und Hüften bleiben steif und gerade, das Kinn ist oben.
→ 4. Stützen Sie sich auf die Fingerspitzen. Nicht durchhängen!

Wirkung: Das Krokodil kräftigt den Rücken, den Brustkorb, die Arme, Schultern, Handgelenke und die stabilisierende Rumpfmuskulatur.

Vorsicht: Senken Sie den Körper nur so weit ab, wie es Ihnen möglich ist, ohne die Kraft zu verlieren. Achten Sie darauf, dass die Schulterblätter hinten und unten bleiben. Stützen Sie sich, falls nötig, mit den Knien am Boden ab. Achten Sie darauf, dass die Schultern nicht nach vorne bis zu den Ohren rutschen.

Die Krieger-Serie

Liegestütz

→ 1. Liegestütze sind nichts anderes als eine Abfolge von Planken-Stellung (siehe S. 60) und Krokodil (siehe S. 62). Atmen Sie ein und lassen Sie den Oberkörper aus der Planken-Stellung in die Krokodil-Stellung sinken; der Kopf bleibt oben, die Schultern bleiben hinten, die Ellbogen liegen dicht am Brustkorb an.

→ 2. Atmen Sie nun kräftig aus und stoßen Sie sich nach oben ab, bis Sie wieder mit gestreckten Armen in der Planken-Stellung sind. Ziehen Sie dabei den Bauch ein.

→ 3. Wiederholen Sie dies mehrmals im Rhythmus des Atems.

Wirkung: Das Hochstemmen vom Boden ist eine der ersten »Übungen«, die man als Baby macht. Es kräftigt den gesamten Körper, insbesondere aber den Brustkorb, die Arme, die Schultern, den oberen Rücken, das Herz und die Lunge.

Vorsicht: Die Form ist wichtiger als die Anzahl der Wiederholungen. Zehn korrekt ausgeführte Liegestütze sind besser für Ihren Körper als fünfzig schlechte. Benutzen Sie die Knie zur Unterstützung, um allmählich mehr Kraft zu entwickeln. Stemmen Sie sich ganz hoch, lassen Sie sich dann wieder halb sinken, blicken Sie nach oben und lassen Sie sich Zeit. Bei Problemen mit den Handgelenken und Schultern ist Vorsicht geboten.

Der Krieger in dir

Urdhva Mukha Svanasana
Nach oben schauender Hund

→ 1. In den nach oben schauenden Hund gehen Sie ebenfalls aus der Planken-Stellung (siehe S. 60).
→ 2. Legen Sie sich auf den Bauch und blicken Sie nach unten. Strecken Sie die Beine, Füße und Zehen gerade aus. Die Beine sind etwa hüftbreit voneinander entfernt.
→ 3. Legen Sie die Hände neben die Taille, die Fingerspitzen zeigen in Richtung Kopf.
→ 4. Strecken Sie die Arme beim Einatmen, legen Sie den Kopf in den Nacken, recken Sie das Kinn und den Hals nach vorne, dehnen Sie den Brustkorb, strecken Sie den Bauch und machen Sie ein Hohlkreuz.
→ 5. Heben Sie nun die Hüften an und strecken Sie die Beine. Pressen Sie das Gesäß zusammen und spannen Sie die Oberschenkel an. Nur Ihre Zehenspitzen und Ihre Hände berühren den Boden. Ziehen Sie die Schultern nach hinten und heben Sie das Brustbein.

Wirkung: Diese Übung weitet den Brustkorb und öffnet das Herz, sodass es ruhig und gleichmäßig schlägt. Sie dehnt den Magen und den Dickdarm sowie die Vorderseite des Beckens, der Beine und Füße. Sie ist wohltuend für den Ischiasnerv und den unteren Rücken, massiert die Nieren und Nebennieren.

Vorsicht: Falls Sie unter Beschwerden im unteren Rücken leiden oder eine Operation in diesem Bereich hinter sich haben, sollten Sie sehr vorsichtig vorgehen. Wenn Sie Probleme mit den Handgelenken bekommen, können Sie sich auf die Fingerspitzen stützen.

Die Krieger-Serie

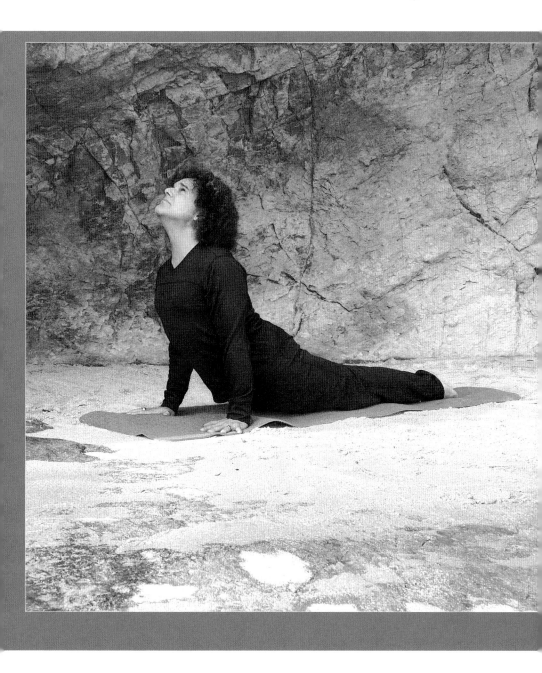

Der Krieger in dir

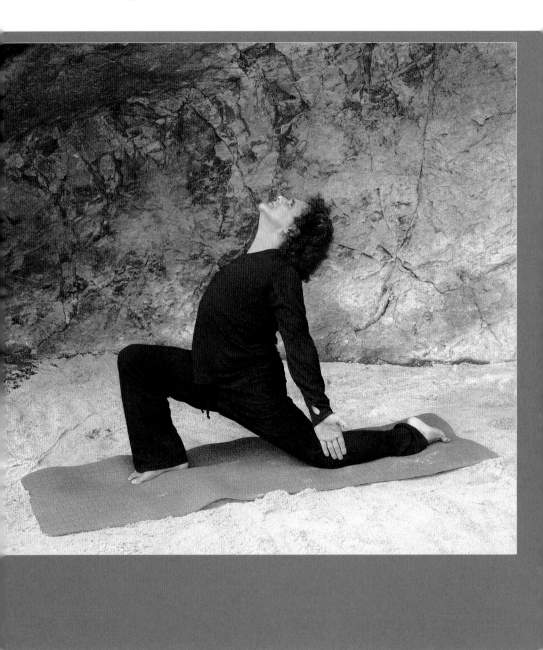

Die Krieger-Serie

Hanumanasana
Affen-Stellung

→ 1. Diese Haltung schließt an den nach oben schauenden Hund (siehe S. 64) an.

→ 2. Schwingen Sie aus dieser Stellung das rechte Bein nach vorne und stellen Sie den Fuß zwischen die Hände.

→ 3. Bringen Sie das hintere Knie auf den Boden – die Zehen weisen gerade nach hinten – und schieben Sie das vordere Knie langsam nach vorne. Die Ferse bleibt dabei auf dem Boden. Spüren Sie die Dehnung in der linken Vorderseite des Beckens, des Bauches und des linken Oberschenkels.

→ 4. Lassen Sie die Arme nun locker herabhängen oder falten Sie die Hände hinter dem Rücken. Heben Sie das Brustbein, ziehen Sie die Schultern nach hinten und unten.

→ 5. Pressen Sie den vorderen Fuß fest auf den Boden, um Ihre Haltung zu stabilisieren, während Sie den Kopf in den Nacken legen. Spüren Sie, wie sich der Brustkorb weitet, während sich das Gewicht auf das hintere Knie verlagert. Lassen Sie den Kopf nach hinten baumeln.

→ 6. Wiederholen Sie die Übung mit dem linken Bein.

Wirkung: Dies ist eine wunderbare Übung zur Dehnung des Beckens und der Oberschenkel sowie zur Stimulierung des Dickdarms, der Fortpflanzungsorgane und Verdauungsdrüsen. Die Rückwärtsbeuge ist ein sehr gutes Training für den unteren Rücken, wobei Herz und Lunge gedehnt und Nieren und Nebennieren massiert werden.

Vorsicht: Achten Sie darauf, dass Sie den unteren Rücken nicht zusammendrücken. Bewegen Sie sich aus dem Bauch heraus und heben Sie das Brustbein an.

Trikonasana
Dreieck-Stellung

→ 1. Die Dreieck-Stellung folgt auf den nach unten schauenden Hund (siehe S. 61).
→ 2. Stellen Sie, von dieser Stellung ausgehend, den rechten Fuß zwischen die Hände. Drücken Sie die hintere Ferse auf den Boden und drehen Sie den Fuß nach außen, sodass die Füße im rechten Winkel zueinander stehen. Achten Sie darauf, dass Sie mit beiden Füßen einen festen Stand haben.
→ 3. Strecken Sie beide Beine, spannen Sie die Oberschenkel an und richten Sie sich auf.
→ 4. Heben Sie den rechten Arm nach oben und führen Sie ihn dann nach vorne über das gestreckte rechte Bein. Berühren Sie das Bein an einer beliebigen Stelle und strecken Sie den linken Arm himmelwärts – die offene Handfläche weist nach links, der Brustkorb ist zur Linken gedreht. Stellen Sie sich vor, dass Sie an den Fingerspitzen der linken Hand vom Himmel herabhängen.
→ 5. Die Schultern werden breiter, während Sie die rechte Hand, wenn möglich, nach unten, neben den rechten Fuß bringen. Achten Sie darauf, dass Kopf und Nacken in einer Linie mit der Wirbelsäule bleiben, und heben Sie das Brustbein an. Blicken Sie nach oben oder geradeaus.
→ 6. Wiederholen Sie die Übung mit dem linken Bein.

Wirkung: Diese Stellung ist sehr wohltuend für das Becken, den Ischias sowie für den oberen und unteren Rücken und bewirkt eine starke Dehnung der Kniesehnen. Die Drehung des oberen Rückens hilft Haltungsschäden auszugleichen.

Vorsicht: Es ist wichtig, dass Sie mit beiden Füßen einen festen Stand haben und dass Kopf und Nacken eine Linie mit der Wirbelsäule bilden. Führen Sie die Hand nur so weit am Bein hinab, wie es Ihnen bequem möglich ist. Bei Beschwerden im Kreuz ist Vorsicht geboten.

Die Krieger-Serie

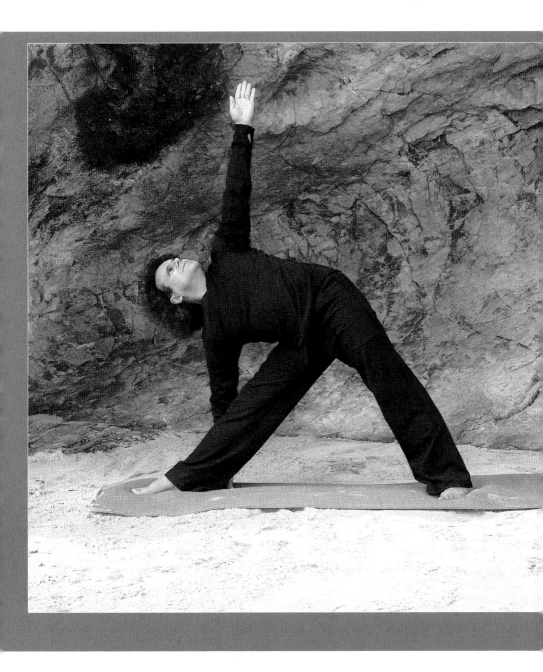

Der Krieger in dir

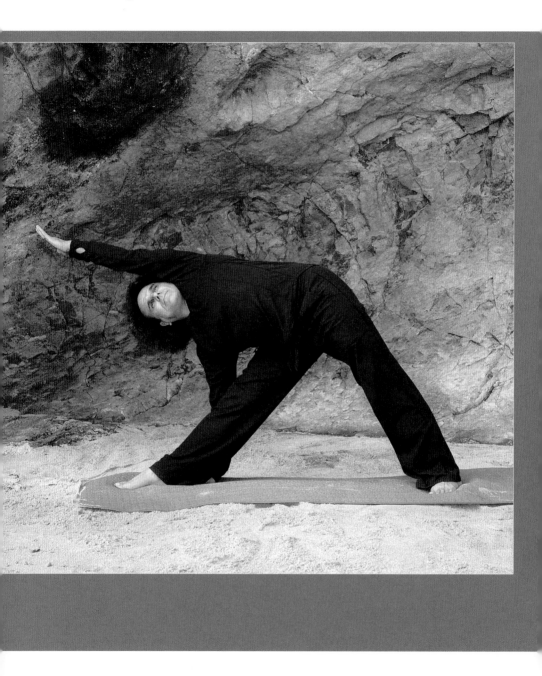

Die Krieger-Serie

Utthita Trikonasana
Gedehntes Dreieck

→ 1. Aus der Dreieck-Stellung (siehe S. 68) führen Sie den erhobenen Arm über den Kopf, bis er mit dem Oberkörper eine Linie bildet. Spüren Sie, wie sich die gesamte Körperseite öffnet – von der Außenkante der Ferse über das Bein, die Hüfte, die Rippen, die Schulter, den Ellbogen, das Handgelenk, die Handfläche bis zu den Fingerspitzen.

→ 2. Atmen Sie tief in diese Seite hinein und spüren Sie, wie sich die Muskeln zwischen den Rippen dehnen. Achten Sie darauf, dass der Kopf in einer Linie mit der Wirbelsäule bleibt.

→ 3. Mit der anderen Seite wiederholen.

Wirkung: Diese Übung dehnt den Interkostalbereich (die Muskeln zwischen den Rippen) und die Lunge auf der gestreckten Seite. Sie bewirkt eine wohltuende Drehung im oberen Rücken hinter dem Herzen.

Vorsicht: Die Streckung fällt leichter, wenn Sie den Arm, bevor Sie ihn über den Kopf strecken, auf Brusthöhe absenken und die Schulter und den Arm nach vorne abrollen.

Der Krieger in dir

Parivrtta Trikonasana
Gedrehtes Dreieck

→ 1. Drehen Sie aus der Dreieck-Stellung (siehe S. 68) oder aus dem gedehnten Dreieck (siehe S. 70) den Kopf nach unten und fixieren Sie einen Punkt.
→ 2. Bringen Sie nun die obere Hand nach unten und führen Sie sie zum Boden.
→ 3. Strecken Sie den anderen Arm nach oben und heben Sie das Brustbein bei der Drehung aus dem unteren Rücken heraus. Achten Sie darauf, dass die Innenseite des vorderen Fußes fest auf dem Boden bleibt, und halten Sie das hintere Bein gerade.
→ 4. Mit der anderen Seite wiederholen.

Wirkung: Die Drehung in der Taille übt starken Druck auf die Bauchorgane und Drüsen sowie den Rücken aus. Wenn der Fuß fest auf dem Boden bleibt, spüren Sie eine angenehme Streckung der Hüfte und des birnenförmigen Muskels an der Außenseite des Beins. Die Lymphdrüsen in der Leiste, die Innenseite des Oberschenkels und die Wirbelsäule werden ebenfalls wohltuend gedehnt.

Vorsicht: Es ist wichtig, dass die Innenseite des Fußes am Boden bleibt. Gehen Sie behutsam vor, falls Sie unter Beschwerden im unteren Rücken leiden.

Die Krieger-Serie

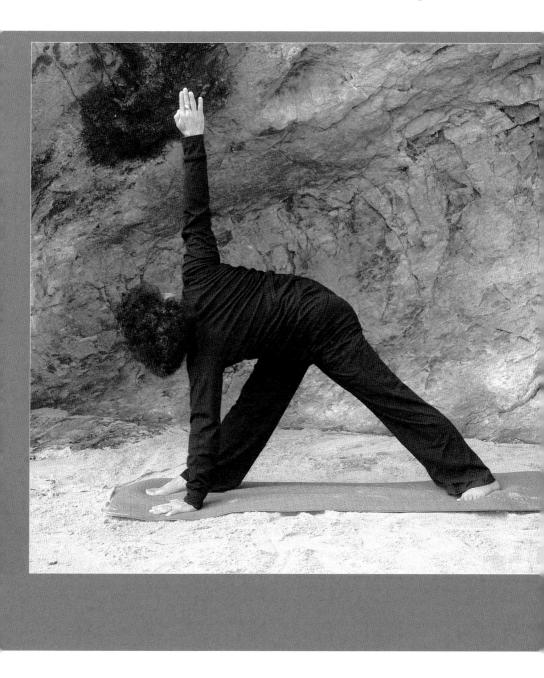

Der Krieger in dir

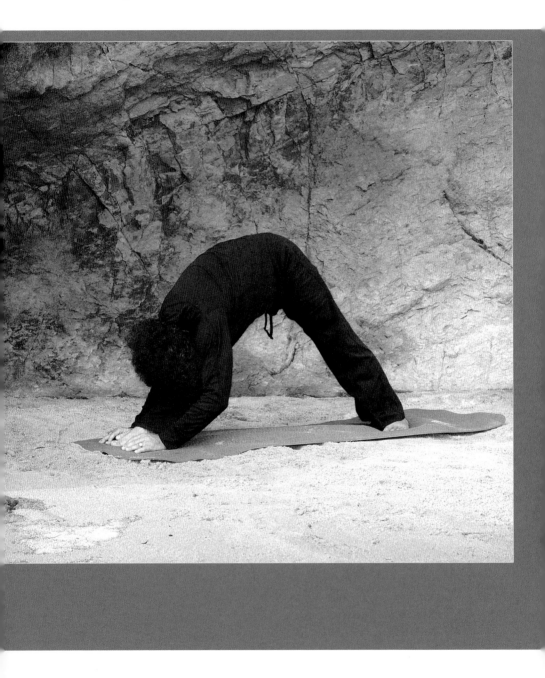

Die Krieger-Serie

Parsvottanasana
Vorwärtsbeuge über ein Bein

→ 1. Ausgangsposition ist die Dreieck-Stellung (siehe S. 68) oder das gedrehte Dreieck (siehe S. 72).

→ 2. Bringen Sie die Arme und Hände zu beiden Seiten des vorderen Beines nach unten.

→ 3. Legen Sie den Kopf auf das Bein und achten Sie darauf, dass Sie mit beiden Füßen einen festen Stand haben. Lassen Sie den Oberkörper über das Bein hängen. Der Bauch liegt auf dem Oberschenkel und der Nacken ist locker und entspannt.

→ 4. Winkeln Sie anfangs das vordere Knie an und drücken Sie es allmählich durch. Ziehen Sie die Kniescheibe hoch, spannen Sie die Vorderseite des Oberschenkels an und strecken Sie die Rückseite des Beins.

Wirkung: Diese Übung massiert die Unterleibsorgane und Drüsen. Sie bewirkt eine angenehme Dehnung des Beins, fördert die Gehirndurchblutung und lockert die Nackenmuskeln.

Vorsicht: Winkeln Sie das Knie an, falls Sie zu steif sind. Wenn das Bein in gestreckter Position ist, spannen Sie den Oberschenkel und das Knie an, um eine Überdehnung des Knies zu vermeiden.

Parsvakonasana
Winkel-Stellung

→ 1. Diese Stellung lässt sich sehr schön aus der Dreieck-Stellung (siehe S. 68) entwickeln.
→ 2. Lassen Sie die Arme hängen und bewegen Sie die hintere Ferse ein wenig nach hinten und beugen Sie das vordere Knie, bis es sich im rechten Winkel direkt über dem Knöchel befindet und in dieselbe Richtung wie der Fuß weist.
→ 3. Atmen Sie ein und führen Sie den rechten Arm nach oben. Dadurch werden die Nieren und Nebennieren massiert.
→ 4. Nun ausatmen und nach vorne beugen. Den Ellbogen auf das Knie oder an dessen Innenseite legen. Die Fingerspitzen berühren das Brustbein.
→ 5. Jetzt mit dem Arm gegen das Knie drücken und den Körper zur linken Seite hin öffnen.
→ 6. Strecken Sie die linke Hand himmelwärts, die geöffnete Handfläche weist nach vorne. Spüren Sie die Öffnung im Herzbereich, halten

Wirkung: Die Winkel-Stellung kräftigt die Knie, das Becken und die Oberschenkel. Sie bewirkt eine wohltuende Drehung im oberen und unteren Rücken und ist eine wunderbare Ausgleichsübung für Menschen, die zu viel sitzen oder sich eine schlechte Haltung angewöhnt haben. Die Winkel-Stellung massiert die Unterleibsorgane, die Lymphdrüsen in der Leiste sowie die Lymphbahnen im Rücken, in den Armen und im Hals. Sie übt angenehmen Druck auf die Winkel des Dickdarms aus und öffnet den Herzbereich und die Lunge auf der hohen Seite.

Vorsicht: Achten Sie auf eine bequeme Haltung des Knies. Es soll sich in einer Linie mit der Ferse und dem Knöchel befinden. Beugen Sie sich nur so tief, wie es sich angenehm anfühlt. Denken Sie daran, dass der Nacken ein Teil der Wirbelsäule ist, und achten Sie darauf, dass er mit ihr eine Linie bildet. Den Kopf nicht hängen lassen.

Die Krieger-Serie

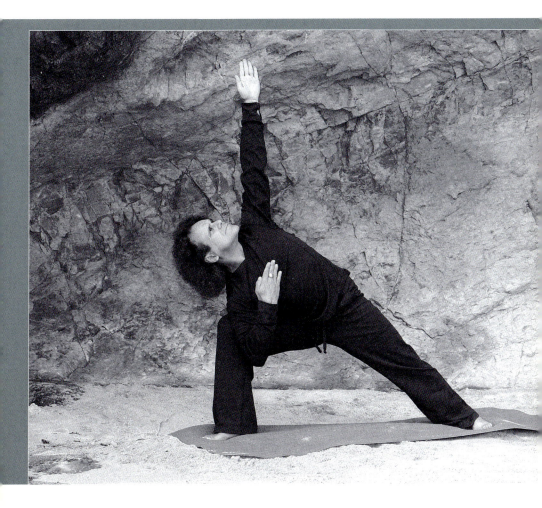

Sie das hintere Bein gerade und achten Sie darauf, dass Sie mit beiden Beinen einen festen Stand haben.

→ 7. Blicken Sie geradeaus oder nach oben. Kopf und Nacken sollen in einer Linie mit der Wirbelsäule bleiben.

→ 8. Mit der anderen Seite wiederholen.

Der Krieger in dir

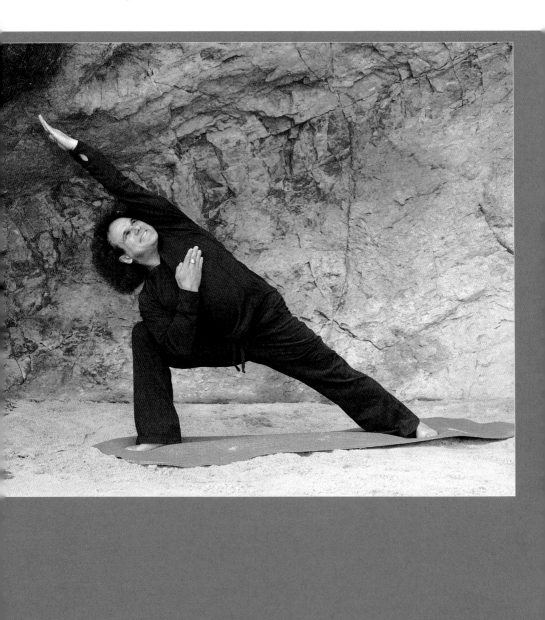

Die Krieger-Serie

Utthita Parsvakonasana
Gedehnte Winkel-Stellung

→ 1. Führen Sie aus der Winkel-Stellung (siehe S. 76) den oberen Arm über den Kopf, sodass diese Körperseite von der Ferse bis zu den Fingerspitzen eine gerade Linie bildet.

→ 2. Blicken Sie unter dem Oberarm hindurch himmelwärts und drehen Sie sich so weit heraus, wie Sie es noch als angenehm empfinden, während Sie den Ellbogen des anderen Armes gegen die Innenseite des vorderen Knies drücken.

→ 3. Atmen Sie nun tief in die gedehnte Seite hinein und weiten Sie den Brustkorb. Spüren Sie, wie sich die Muskeln zwischen den Rippen lockern.

→ 4. Wiederholen Sie die Übung zur anderen Seite.

Wirkung: Die Wirkung entspricht der Winkel-Stellung, allerdings mit einer stärkeren Dehnung der Seite und der Rippenzwischenräume sowie einer stärkeren Drehung des Rückens, der Schultern, des Zwerchfells und des Brustkorbs.

Vorsicht: Lassen Sie den Arm zuerst auf Brusthöhe sinken, bevor Sie ihn über den Kopf strecken, und drehen Sie das Schultergelenk.

Der Krieger in dir

Parivrtta Parsvakonasana
Gedrehte Winkel-Stellung

→ 1. Drehen Sie aus der Winkel-Stellung (siehe S. 76) den Kopf nach unten und fixieren Sie einen Punkt.
→ 2. Bringen Sie nun den oberen Arm nach unten und legen Sie die Hand neben den vorderen Fuß auf den Boden.
→ 3. Heben Sie den anderen Arm und drehen Sie den Rumpf aus der Taille in Richtung des nach oben gestreckten Armes. Das Knie des vorderen Beines bleibt über der Ferse und die Innenseite des Fußes bleibt fest auf dem Boden.
→ 4. Wiederholen Sie die Übung mit der anderen Seite.

Wirkung: Diese Stellung bewirkt eine angenehme Dehnung des Ischias, der Hüfte, des Rückens und Brustkorbs und bereitet die Beine, Füße und Hüften auf die Krieger-Stellungen vor. Durch die Drehung werden die Unterleibsorgane und Drüsen sowie das Zwerchfell massiert. Auch auf die Lymphdrüsen wird Druck ausgeübt und die Haut wird gedehnt.

Vorsicht: Der hintere Fuß muss in einer Linie mit der vorderen Hand sein und das Knie muss über dem Knöchel bleiben. Falls Sie unter Rückenbeschwerden leiden, sollten Sie behutsam vorgehen und die Übung bei Schmerzen sofort abbrechen.

Die Krieger-Serie

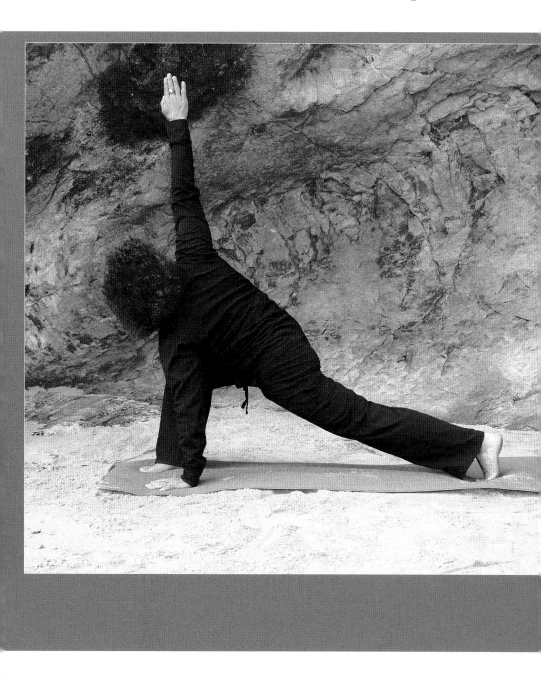

Der Krieger in dir

Virasana
Der Held

Dies ist eine wichtige Stellung beim Männeryoga. Mit ihr beginnen die Krieger-Positionen. Selbst wenn Sie sich allein auf diese Übungsreihe beschränkten, würden Sie noch großartige Resultate erzielen. Und eines dieser Resultate wäre hoffentlich eine innere Haltung, die es Ihnen leichter macht, furchtlos in ein Leben voller Liebe und Staunen hinauszugehen.

→ 1. Knien Sie sich mit geschlossenen Beinen auf den Boden, drehen Sie die Füße nach innen, legen Sie den rechten Fuß mit der Oberseite über den Fußballen des linken Fußes und setzen Sie sich auf Ihre Füße. Der Rücken ist gerade, Kinn und Brustkorb bleiben aufrecht.

→ 2. Lassen Sie die Hände mit nach oben gerichteten Handflächen auf den Knie ruhen. Legen Sie die Spitzen der Daumen und Zeigefinger zusammen und strecken Sie die anderen Finger aus.

→ 3. Fixieren Sie mit weichem Blick Ihre Nasenspitze.

Die Krieger-Serie

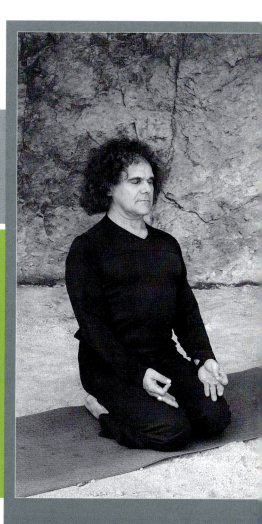

Wirkung: Eine wunderbare Stellung für Meditations- und Atemübungen. Sehr gut für die Haltung sowie für die Knie, Knöchel und Füße.

Vorsicht: Bei Kniebeschwerden oder falls Sie sehr starke Oberschenkel haben, müssen Sie behutsam vorgehen. In diesen Fällen sollten Sie sich auf ein Kissen setzen. Es ist wichtig, dass Sie die Stellung als bequem empfinden. Außerdem kann es sein, dass Sie anfangs vielleicht noch nicht mit geschlossenen Knien sitzen können oder es bequemer finden, sich nach einiger Zeit zwischen die Füße zu setzen.

Der Krieger in dir

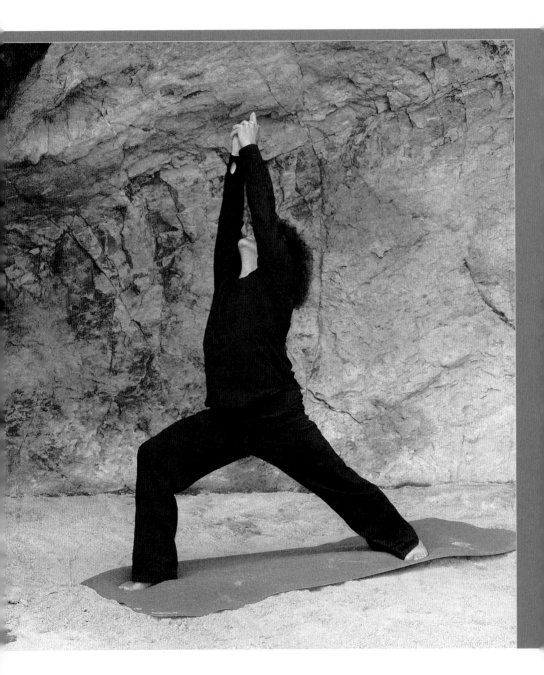

Die Krieger-Serie

Virabhadrasana I
Krieger I (Der Schwertkämpfer)

Den Schwertkämpfer kann man überall anschließen, am besten an den nach unten schauenden Hund (siehe S. 61).

Wirkung: Diese Stellung stärkt die Füße, Beine, Hüften und den Rücken. Sie ist sehr gut für die Haltung und das Selbstbewusstsein. Außerdem dehnt sie die Schultern, das Becken, den Brustkorb und die Lunge. Sie öffnet das Herz und vertieft die Atmung, sie hilft, Furchtlosigkeit und Selbstvertrauen zu entwickeln.

Vorsicht: Die Beine sollten so weit voneinander entfernt sein, dass sich das vordere Knie direkt über der Ferse befindet und die Außenkante des hinteren Fußes fest auf dem Boden ruht. Ragt Ihr Knie über den Knöchel hinaus, stehen die Füße zu dicht beisammen, befindet sich das Knie hinter dem Knöchel, sind sie zu weit auseinander.

→ 1. Stehen Sie aufrecht – die Füße etwa hüftbreit auseinander – und machen Sie mit dem rechten Bein einen großen Schritt nach vorne.

→ 2. Drehen Sie die Ferse des hinteren Fußes leicht nach innen, sodass sich das Becken nach vorne drehen kann.

→ 3. Beugen Sie jetzt das vordere Knie und bringen Sie es mit Ferse oder Knöchel in eine Linie. Das hintere Bein bleibt gerade und beide Füße stehen fest auf dem Boden.

→ 4. Führen Sie beide Arme über den Kopf und strecken Sie sie mit zusammengelegten Handflächen himmelwärts, so als würden Sie ein Lichtschwert in die Luft halten.

→ 5. Legen Sie den Kopf in den Nacken, heben Sie den Oberkörper und dehnen Sie die Wirbelsäule vom unteren Ende bis zum Kopf. Heben Sie das Brustbein und öffnen Sie Ihr Herz. Fürchten Sie sich nicht, zu leben und zu lieben.

→ 6. Blicken Sie entweder geradeaus oder nach oben und konzentrieren Sie sich auf einen Punkt. Lassen Sie den Verstand beiseite und vertrauen Sie Ihrem Herzen.

→ 7. Mit dem linken Bein wiederholen.

Virabhadrasana II
Krieger II (Der Speerwerfer)

Auch diese Position kann man sehr gut nach einer Sequenz mit dem nach unten schauenden Hund (siehe S. 61) einfügen.

→ 1. Stehen Sie aufrecht – die Füße etwa hüftbreit auseinander – und machen Sie zunächst mit dem rechten Bein einen großen Schritt nach vorne.

→ 2. Drehen Sie jetzt die hintere Ferse nach innen und öffnen Sie die hintere Hüfte. Achten Sie darauf, dass Sie mit beiden Füßen einen festen Stand haben und dass das Gewicht gleichmäßig zwischen beiden verteilt ist.

→ 3. Beugen Sie das vordere Knie und bringen Sie es mit dem Knöchel auf eine Linie.

→ 4. Blicken Sie geradeaus in Richtung des vorderen Beines, konzentrieren Sie sich auf einen Punkt und strecken Sie den rechten Arm waagerecht nach vorne, den linken nach hinten aus. Spüren Sie, wie sich Rücken und Brustkorb weiten und mit den Armen eine gerade Linie bis zu den Fingerspitzen beider Hände bilden. Die hintere Hand reicht in die Vergangenheit zurück, während die vordere nach der Zukunft greift, doch das Herz bleibt im Hier und Jetzt.

→ 5. Mit dem linken Bein wiederholen.

Wirkung: Dies ist eine sehr kraftvolle Übung für die Beine, Füße und Hüften. Sie hebt den Brustkorb, öffnet den Rücken, kräftigt die Schultern.

Vorsicht: Wie bei allen Krieger-Stellungen muss das Knie direkt über der Ferse bleiben. Durch die Öffnung der hinteren Hüfte wird das Knie häufig nach innen gezogen. Sollte das geschehen, pressen Sie einfach die hintere Ferse etwas fester auf den Boden.

Die Krieger-Serie

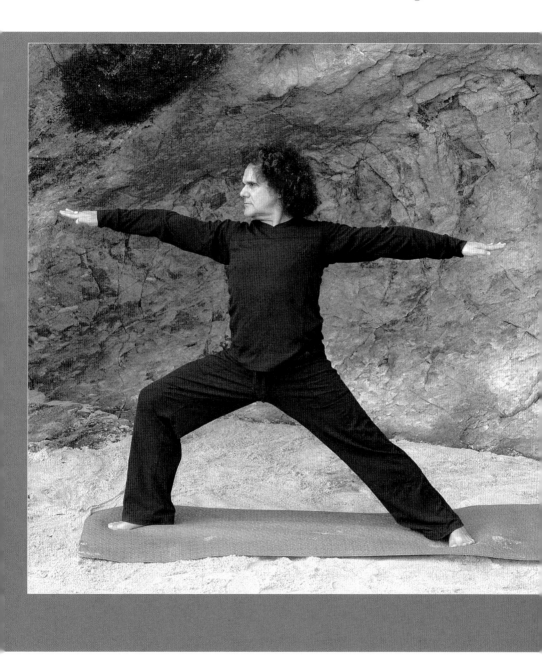

Der Krieger in dir

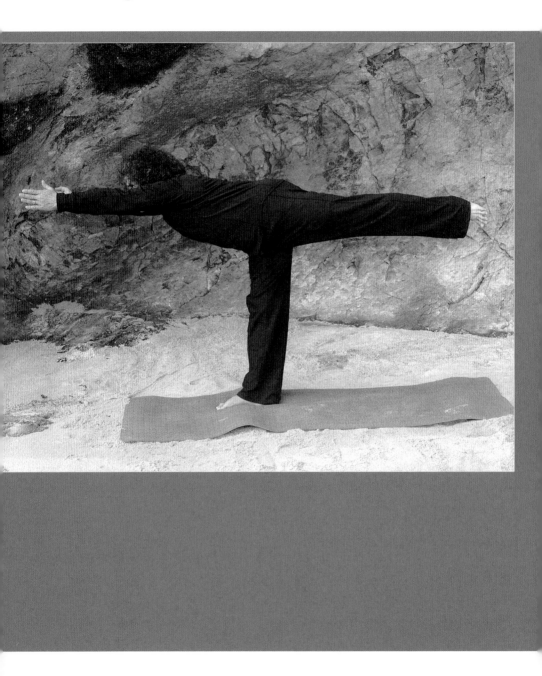

Virabhadrasana III
Krieger III (T-Stellung)

→ 1. Gehen Sie in die erste Krieger-Stellung (siehe S. 84), atmen Sie ein und beugen Sie den Rumpf beim Ausatmen über das angewinkelte vordere Bein zum Oberschenkel hinab. Das hintere Bein bleibt gestreckt.

→ 2. Fixieren Sie einen Punkt vor sich und mit dem Einatmen drücken Sie das vordere Bein durch, heben das hintere Bein, strecken es gerade nach hinten aus und die Arme gerade nach vorne, sodass Ihr Körper ein »T« bildet.

→ 3. Halten Sie anfangs das vordere Knie noch ein wenig gebeugt und drücken Sie es dann allmählich ganz durch. Ziehen Sie die Kniescheibe hoch und spannen Sie die Oberschenkelmuskeln an. Die Schultern, der Brustkorb und die Hüften sind parallel zum Boden.

→ 4. Achten Sie auf einen festen Stand. Das hintere Bein ist Ihr Steuerruder, es hilft Ihnen, das Gleichgewicht zu halten. Strecken Sie es ganz gerade nach hinten aus, so als wollten Sie die hintere Zimmerwand damit berühren.

→ 5. Mit dem anderen Bein wiederholen.

Wirkung: Gleichgewichtsübungen trainieren unsere Konzentrationsfähigkeit und helfen uns, unsere Alltagssorgen hinter uns zu lassen. Sie können nicht an die Familie, die Arbeit oder andere Dinge denken, während Sie versuchen, auf einem Bein zu stehen. Der Speerwerfer ist ein sehr gutes Training für die stabilisierende Rumpfmuskulatur. Er hilft uns, Achtsamkeit zu entwickeln, und kräftigt die Beine und Füße.

Vorsicht: Falls es Ihnen anfangs schwerfällt, die Arme vor dem Kopf auszustrecken, können Sie sie auch seitlich wie Flügel ausbreiten. Ihr Körper muss nicht vollkommen gerade sein. Tun Sie, was Sie können, und halten Sie das Becken parallel zum Boden.

Virabhadrasana IV
Krieger IV
(Der gedehnte Krieger)

→ 1. Die vierte Krieger-Stellung ist die Bewegung vom Krieger I (siehe S. 84) zum Krieger III (siehe S. 88).
→ 2. Nehmen Sie die erste Krieger-Stellung, den Schwertkämpfer, ein und beugen Sie den Rumpf über das vordere Bein, lassen Sie den hinteren Fuß jedoch auf dem Boden. Diese Dehnung erzeugt eine intensive Energielinie von der hinteren Ferse über den Rücken bis zu den Fingerspitzen.
→ 3. Mit dem anderen Bein wiederholen.

Wirkung: Diese Übung wirkt sehr kräftigend für den Rücken und das vordere Bein.

Vorsicht: Achten Sie darauf, dass der Kopf und das Brustbein oben und die Füße fest auf dem Boden bleiben.

Die Krieger-Serie

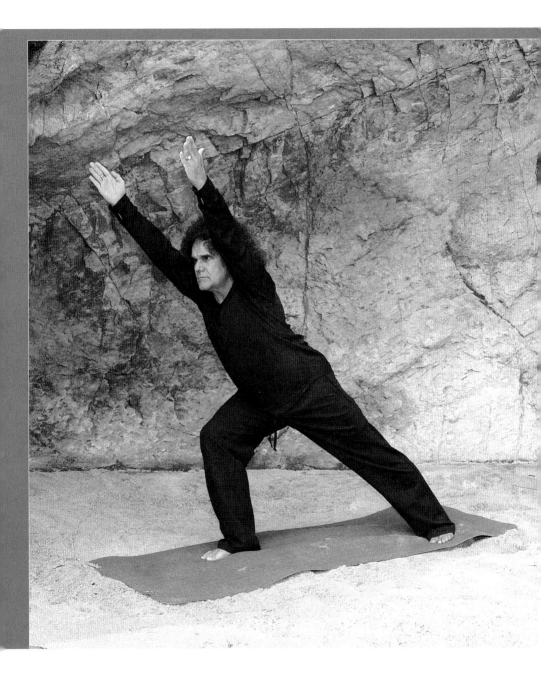

Der Krieger in dir

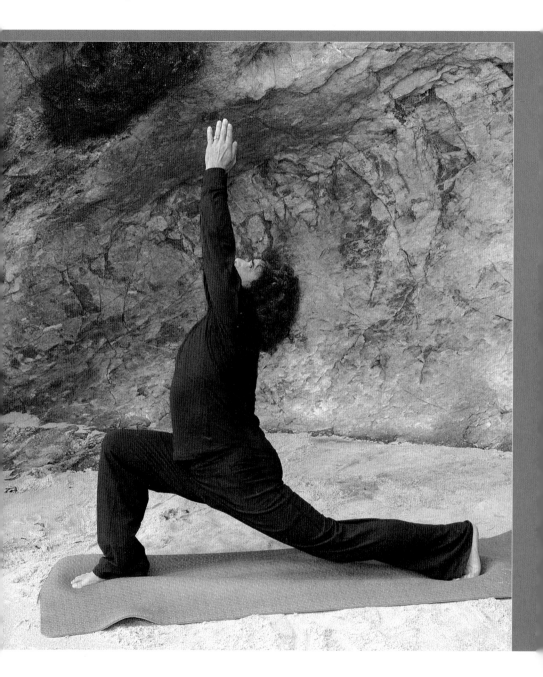

Die Krieger-Serie

Virabhadrasana V
Krieger V
(Der erhobene Krieger)

→ 1. Der erhobene Krieger lässt sich ebenfalls gut nach einem Zyklus mit dem nach unten schauenden Hund (siehe S. 61) einfügen. Sie stehen aufrecht, mit den Füßen hüftbreit auseinander und machen einen großen Schritt geradeaus nach vorne.

Wirkung: Mit dieser Stellung machen Sie einen großen Schritt nach vorne auf Ihrem persönlichen Weg. Ihre Beine sind Ihr »zweites Herz« und dies ist die kraftvollste aller Bein- und Gesäßübungen. Sie ist ein großartiges Training für den Rücken, die Beine, die Füße und das Herz.

Vorsicht: Achten Sie darauf, dass die Füße hüftbreit auseinander bleiben und nicht hintereinander stehen, damit Sie einen festen Stand haben. Das Knie muss über dem Knöchel bleiben und die Beine fest und stark. Ihr Nacken sollte auf jeden Fall entspannt sein.

→ 2. Das vordere Knie halten Sie gebeugt über der vorderen Ferse, das hintere Bein ist gestreckt. Die hintere Ferse ist erhoben und in einer Linie mit dem Fußballen und den Zehen, sodass Sie die Dehnung im Unterschenkel spüren. Das Brustbein ist erhoben, das Herz offen.

→ 3. Legen Sie den Kopf in den Nacken und strecken Sie die Hände mit zusammengelegten Handflächen nach oben aus.

→ 4. Konzentrieren Sie sich auf einen Punkt an der Zimmerdecke, so als würden Sie ins Auge Gottes blicken. Falls Sie im Freien üben, schauen Sie auf die Stelle, wo sich die Daumenspitzen berühren.

→ 5. Mit dem anderen Bein wiederholen.

Das ist der Krieger nach der Schlacht. In meiner Übungsreihe wiederhole ich diese Stellung oft mit verschiedenen Arm- und Handpositionen. Die Veränderung der Arm- und Handpositionen in dieser Stellung wirkt sich positiv auf die Arme, die Handgelenke und die Schultern aus. Auf der DVD werden Sie fünf verschiedene »erhobene Krieger« erkennen. Man könnte auch ein Dutzend integrieren.

Ardha Chandrasana
Halbmond-Stellung

→ 1. Lassen Sie aus der dritten Krieger-Stellung, der T-Stellung (siehe S. 88), bei der Sie auf dem rechten Bein stehen, beide Arme nach unten zum Boden sinken und legen Sie die Fingerspitzen auf beiden Seiten des Fußes auf den Boden auf. Die Hände sind etwa schulterbreit voneinander entfernt und nicht so weit vorne, dass Sie Druck auf den Fingern verspüren. Das Gewicht soll weiterhin auf dem Bein ruhen und die Ferse den Boden berühren.

→ 2. Blicken Sie nun nach links, konzentrieren Sie sich auf einen Punkt, heben Sie das linke Bein so weit an, dass es mit dem Oberkörper eine Linie bildet, und heben Sie langsam die linke Hüfte über die rechte.

→ 3. Heben Sie dann den linken Arm, sodass er mit dem unteren Arm eine Linie bildet – Schulter über Schulter.

→ 4. Machen Sie das nach hinten gestreckte Bein gerade; die Zehen sind entweder gespreizt oder nach hinten gebogen. Öffnen Sie den ganzen Körper nach links. Arbeiten Sie daran, das stehende Bein so gerade wie möglich zu halten.

→ 5. Wiederholen Sie die Übung mit der anderen Seite.

Wirkung: Diese Stellung wirkt sich auf die gesamte Innenseite des Beins und besonders auf die Hüfte sehr positiv aus. Sie können die Stelle spüren, wo der Oberschenkelknochen und das Hüftgelenk zusammenkommen.

Vorsicht: Stützen Sie sich nicht auf die Hand, sie dient nur dazu, das Gleichgewicht zu halten. Wir trainieren bei dieser Stellung das Bein und nicht den Arm. Öffnen Sie sich nur so weit, wie es Ihnen angenehm ist.

Die Krieger-Serie

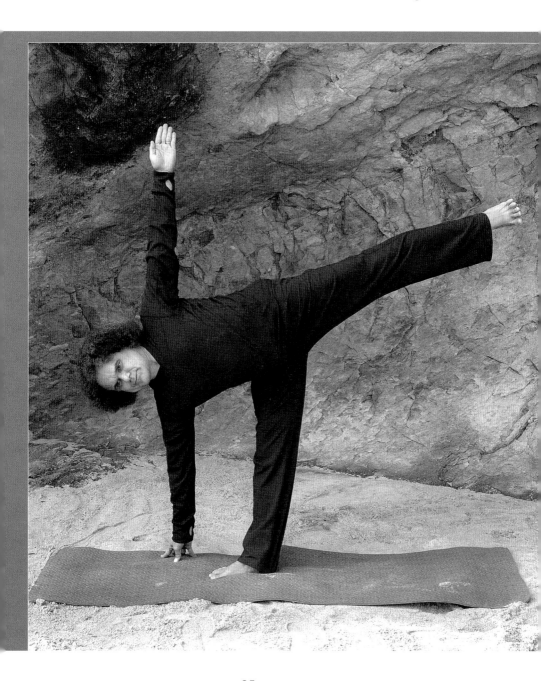

Der Krieger in dir

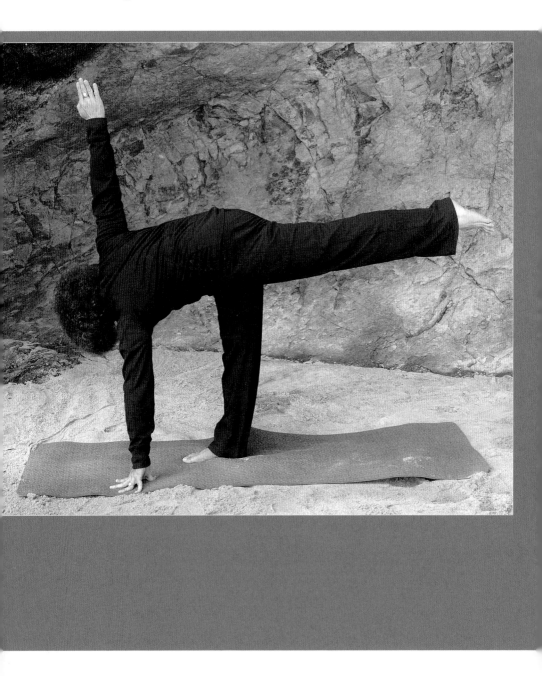

Die Krieger-Serie

Parivrtta Ardha Chandrasana
Gedrehte Halbmond-Stellung

→ 1. Ausgangsposition ist die Halbmond-Stellung (siehe S. 94): Sie stehen auf dem rechten Bein, das linke ist nach hinten ausgestreckt.

→ 2. Bringen Sie die linke Hand nach unten und positionieren Sie sie mit den Fingerspitzen auf dem Boden unter der linken Schulter.

→ 3. Strecken Sie das linke Bein gerade nach hinten aus, so als wollten Sie mit dem Fuß die Wand hinter sich berühren.

→ 4. Heben Sie das Brustbein, öffnen Sie den Herzbereich und drehen Sie sich nun nach rechts, während Sie den rechten Arm heben. Arbeiten Sie daran, die Arme in eine Linie zu bringen.

→ 5. Wiederholen Sie die Übung mit der anderen Seite.

Wirkung: Diese Übung bewirkt eine wohltuende Dehnung des Ischias, des unteren Rückens, der Außenseite der Hüfte und des Oberschenkels. Sie massiert die Unterleibsorgane und Drüsen und sorgt für eine angenehme Drehung im oberen Rücken.

Vorsicht: Sorgen Sie dafür, dass das Gewicht auf dem Fuß bleibt, und stützen Sie sich nicht auf die Hand. Die Fingerspitzen werden nur zum Ausbalancieren eingesetzt. Wenn Sie beobachten, dass sich Ihre Zehen in den Boden bohren, wissen Sie, dass Sie sich zu weit nach vorne lehnen.

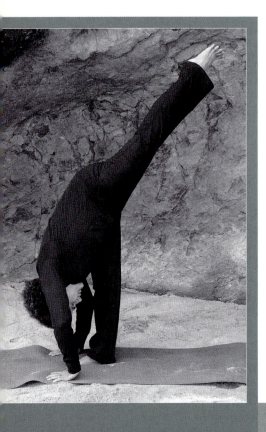

Urdhva Prasarita Ekapadasana
Grätsche im Stehen

→ 1. Sie stehen in der Halbmond-Stellung (siehe S. 94) oder der gedrehten Halbmond-Stellung (siehe S. 96) auf dem rechten Bein.
→ 2. Bringen Sie beide Hände nach unten und »laufen« Sie mit ihnen zurück zum Fuß.
→ 3. Drücken Sie das Bein so weit durch, wie Sie es als angenehm empfinden, strecken Sie den hinteren Fuß himmelwärts und öffnen Sie die Hüfte. Die Zehen sind gestreckt.
→ 4. Wiederholen Sie das Ganze mit dem anderen Bein.

Wirkung: Diese Übung bewirkt eine sehr gute Streckung der Rückseite des Beins und der Hüfte. Sie verbessert die Gehirndurchblutung und entspannt den Nacken.

Vorsicht: Wenn das Bein gerade ist, spannen Sie den Oberschenkel an und ziehen die Kniescheibe hoch, um eine Überdehnung des Knies zu vermeiden.

Die Krieger-Serie

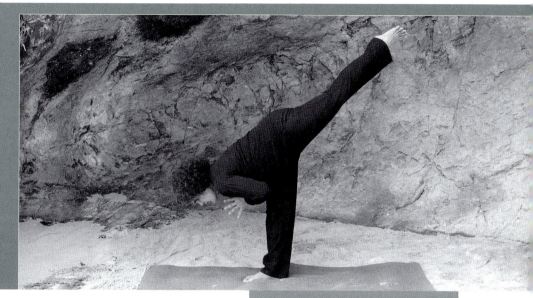

Gottesanbeterin

→ 1. Aus der Grätsche im Stehen (siehe S. 98) – das linke Bein ist oben – heben Sie den Kopf und fixieren einen Punkt vor sich am Boden.
→ 2. Führen Sie die Hände in Gebetshaltung vor der Brust zusammen und balancieren Sie auf einem Bein.
→ 3. Wiederholen Sie die Übung mit dem anderen Bein.

Wirkung: Dies ist eine kraftvolle Übung für das Hüftgelenk des stehenden Beins. Außerdem ist sie sehr gut für das Gleichgewicht, sie kräftigt die Beine und fördert die Konzentrationsfähigkeit.

Vorsicht: Beugen Sie anfangs das Knie des Standbeins. Wenn Sie beweglicher geworden sind, können Sie das Bein durchdrücken, den Oberschenkel anspannen und die Kniescheibe hochziehen. Diese Übung gelingt nur mit voller Konzentration.

⟨ Bodenübungen

Beckenkippen Vollatmung

→ 1. Legen Sie sich auf den Rücken und ziehen Sie die Beine an, sodass sich die Füße unter den Knien befinden. Die Füße stehen hüftbreit auseinander.
→ 2. Beim Einatmen das Becken nach unten kippen lassen und ein Hohlkreuz machen.
→ 3. Ausatmen, das Becken wieder nach oben schwingen und den Rücken flach auf den Boden pressen. Die Bewegung kommt aus den Hüften. Die Luft strömt beim Einatmen zuerst in den Unterbauch und steigt dann in den Brustraum. Beim Ausatmen wird sie aus dem Bauch nach oben gedrückt.
→ 4. Wiederholen Sie die Kippbewegung etwa zehnmal.

Wirkung: Dies ist die natürliche Bewegung des Körpers beim Atmen: Beim Einatmen machen wir ein Hohlkreuz und biegen und strecken den Rücken vom Steißbein bis zum Hinterkopf und beim Ausatmen machen wir einen runden Rücken und pressen die Luft aus dem Bauch nach oben. Dies ist die beste Methode, um die Vollatmung zu erlernen.

Vorsicht: Diese Stellung ist gut für alle Körperfunktionen. Falls die Wirbelsäule jedoch operativ versteift wurde (Wirbelfusion), wird sie sich wahrscheinlich nicht runden.

Bodenübungen

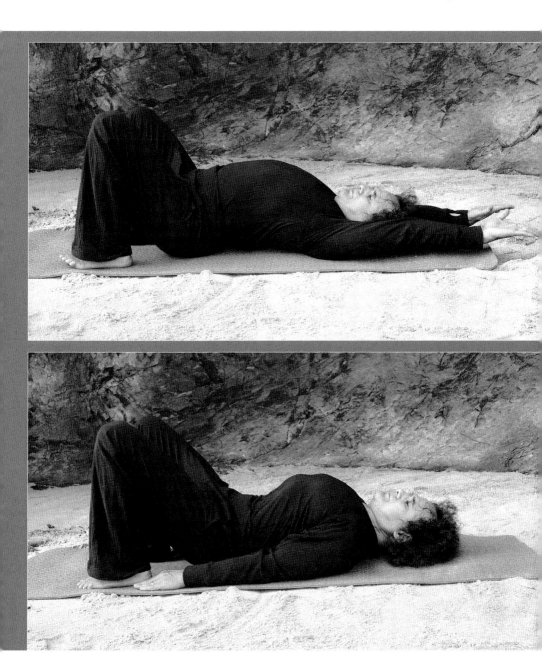

Der Krieger in dir

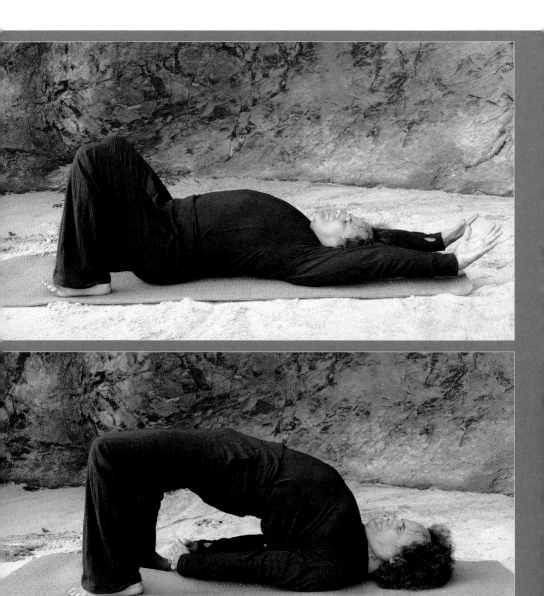

Bodenübungen

Setu Bandhasana
Brücke mit geöffneten Beinen

→ 1. Diese Übung können Sie direkt an das Beckenkippen (siehe S. 100) anschließen. Legen Sie sich auf den Rücken und ziehen Sie die Beine an, sodass sich die Füße unterhalb der Knie befinden. Knie und Füße stehen jeweils hüftbreit auseinander.

→ 2. Heben Sie nun das Becken so hoch, wie es Ihnen bequem möglich ist, falten Sie die Hände unter dem Rücken und strecken Sie die Arme in Richtung Füße aus.

→ 3. Schieben Sie den Körper auf den Schultern nach oben und strecken Sie den Nacken. Der Brustkorb bewegt sich auf das Kinn zu und umgekehrt.

→ 4. Sie können diese Übung auch mit dem Atem koordinieren: Beim Absenken des Beckens einatmen und beim Heben ausatmen.

Wirkung: Diese Übung ist sehr gut für die Oberschenkel, die Knie, das Gesäß und den Rücken. Der Nacken wird angenehm gedehnt, Schilddrüse und Nebenschilddrüse werden massiert und die Durchblutung in den hinteren Gehirnbereichen wird verbessert.

Vorsicht: Achten Sie auf eine bequeme Kniehaltung, überbeanspruchen Sie den unteren Rücken nicht und drücken Sie die Füße fest auf den Boden.

Chakrasana
Rad

→ 1. Aus der Brücke (siehe S. 103) legen Sie die Hände neben die Ohren, die Finger weisen in Richtung der Füße.
→ 2. Drücken Sie den Körper nun mit dem Kopf, den Händen und den Füßen nach oben.
→ 3. Falls sich das gut anfühlt, können Sie den Kopf vom Boden lösen, sodass Sie nur auf den Händen und Füßen stehen.

Wirkung: Dies ist das Yoga-Antidepressivum. Schon die Tatsache, dass Sie diese Stellung ausführen können, hält Sie davon ab, depressiv zu sein. Sie kräftigt den gesamten Rücken, dehnt und öffnet den Herzbereich, die Lunge, den Dickdarm, den Magen und die ganze Vorderseite des Körpers.

Vorsicht: Achten Sie besonders darauf, weder die Handgelenke noch den Rücken zu überlasten.

Bodenübungen

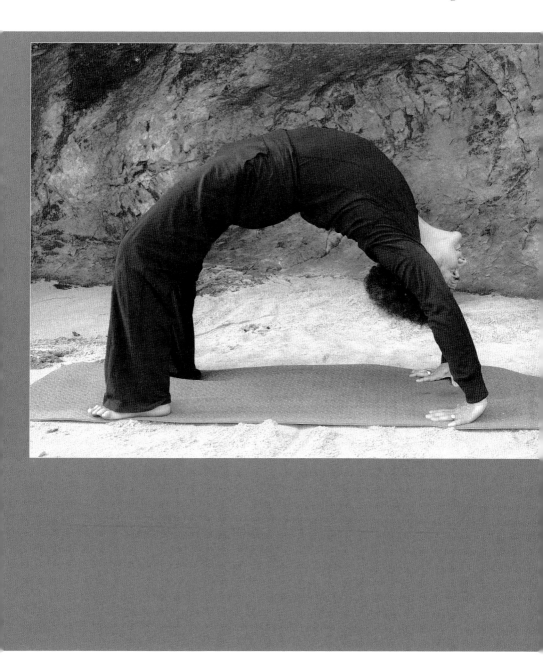

Der Krieger in dir

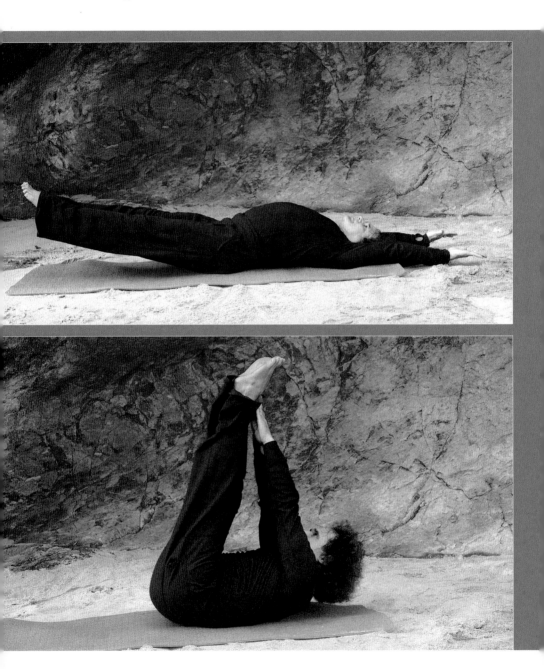

Urdhva Mukha Pashimottanasana

Klappmesser-Stellung

→ 1. Die Klappmesser-Stellung können Sie an das Rad (siehe S. 104) anschließen. Legen Sie sich mit ausgestreckten Beinen auf den Rücken und lassen Sie die Hände neben den Hüften ruhen.

→ 2. Strecken Sie nun beim Einatmen die Hände über den Kopf, ziehen Sie beim Ausatmen den Bauch ein und heben Sie die Beine, den Kopf und die Arme an, bis Sie mit den Fingerspitzen die Füße berühren.

→ 3. Beim Absenken einatmen und beim Hochkommen ausatmen.

→ 4. Wiederholen Sie die Übung, so oft Sie können und wollen.

Wirkung: Das Klappmesser ist ein großartiges Training für die Bauchmuskeln und eine wohltuende Massage für die Unterleibsorgane und -drüsen. Das Einziehen des Bauches beim Ausatmen lässt den Bauch wirklich flacher werden. Wenn Sie den Bauch nicht einziehen, wird er zwar kräftiger, aber nicht flacher. Das Anheben der Beine stärkt die unteren Bauchorgane und das Anheben des Kopfes und des Brustkorbs die oberen.

Vorsicht: Bauchübungen können den Rücken stark beanspruchen, und zwar besonders, wenn das Steißbein hervorsteht. In diesem Fall kann es hilfreich sein, die Knie zu beugen und die Füße bei der Abwärtsbewegung nicht ganz zum Boden zu senken. Auch eine zusammengefaltete Decke unter dem Steißbein kann helfen. Sollten Sie Beschwerden im Nacken bekommen, können Sie den Kopf mit den Händen stützen, ziehen Sie ihn jedoch nicht hoch.

Parivrtta Navasana
Gedrehtes Klappmesser

→ 1. Diese Stellung unterscheidet sich vom Klappmesser (siehe S. 106) nur dadurch, dass wir uns beim Ausatmen, Baucheinziehen und Hochkommen drehen und uns mit den Armen abwechselnd links und rechts an den Beinen vorbei nach außen strecken.

→ 2. Beim Einatmen senken wir den Körper ab, beim Ausatmen drehen wir uns auf die Seite.

→ 3. Wiederholen Sie die Übung, so oft Sie können und wollen.

Wirkung: Die Drehung des Rumpfes zwingt Sie, die schräge Muskulatur zu beanspruchen, was zu einer schmaleren Taille führt.

Vorsicht: Achten Sie wie bei der Klappmesser-Stellung auf Ihren Rücken. Sollten Sie Beschwerden bekommen, brechen Sie die Übung ab.

Bodenübungen

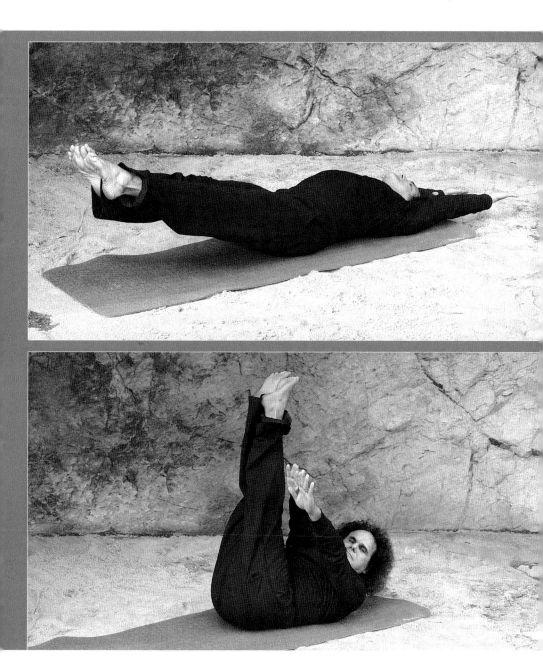

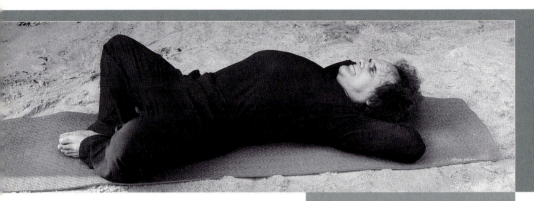

Supta Baddha Konasana
Liegende Schuster-Haltung

→ 1. Führen Sie diese Übung nach den Klappmesser-Varianten (siehe S. 106 und 108) durch. Legen Sie sich auf den Rücken und ziehen Sie die Beine in Richtung Gesäß.
→ 2. Lassen Sie die Knie dann rechts und links zur Seite fallen und legen Sie die Fußsohlen aneinander.
→ 3. Legen Sie die gefalteten Hände wie ein Kissen unter den Nacken und lassen Sie die Ellbogen nach unten fallen. Durch das Gewicht der Knie und den in den Bauch einströmenden Atem werden die Hüften sanft geweitet und geöffnet.

Wirkung: Dies ist eine unglaublich angenehme Stellung. Sie richtet alle Nervenstränge der Wirbelsäule aus, nimmt Druck von den Bandscheiben und bringt das Rückgrat wieder in seine natürliche Form. Sie dehnt die Hüften und ist besonders wohltuend, wenn Sie den ganzen Tag gesessen haben.

Vorsicht: Zwingen Sie die Knie nicht weiter auseinander, als sie von selbst fallen. Sollte der Druck auf die Knie oder Hüften zu stark werden, bringen Sie die Knie wieder zusammen und machen Sie eine Pause. Sie können die Knie auch mit Kissen abstützen.

Bodenübungen

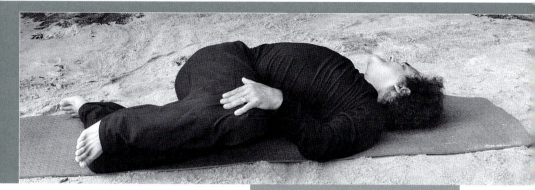

Jathara Parivartan-asana
Leichte Drehung

→ 1. Legen Sie sich auf den Rücken, umfassen Sie das rechte Knie und ziehen Sie es zum Brustkorb hin.
→ 2. Umfassen Sie das Knie dann nur noch mit der linken Hand und bewegen Sie es zur linken Seite, während Sie den Kopf nach rechts drehen und die aufliegende Hüfte ein wenig nach rechts bewegen, sodass Sie auf der Seite der Hüfte liegen.
→ 3. Strecken Sie dann den rechten Arm zunächst mit der Handfläche nach oben zur rechten Seite aus. Wenn Sie beweglicher geworden sind, drehen Sie die Handfläche nach unten. Spüren Sie, wie sich der Körper beim Einatmen überall dehnt und wie er sich beim Ausatmen entspannt und loslässt.
→ 4. Zur anderen Seite hin wiederholen.

Wirkung: Diese einfache Stellung hat eine große Wirkung: Sie dehnt die Außenseiten der Hüften, bewirkt eine wohltuende Drehung im oberen und besonders im unteren Rücken, massiert die Unterleibsorgane und Drüsen sowie die Winkel des Dickdarms. Auch die Lymphdrüsen, die Nieren und ein Lungenflügel werden durch den Druck massiert, während der andere Lungenflügel geöffnet wird.

Vorsicht: Falls Sie unter Rückenbeschwerden leiden, sollten Sie den Rumpf nicht zu stark drehen.

‹ Ergänzende Übungen

In diesem Kapitel beschreibe ich Stellungen für geübtere Yogis oder solche, die nach mehr Abwechslung suchen. Sie können an die Krieger-Serie angehängt oder auch zwischendurch als separate Übungsreihe ausgeführt werden.

Malasana
Hockstellung

→ 1. Ausgehend von der Vorwärtsbeuge im Stehen (siehe S. 58) stellen Sie sich aufrecht hin, die Füße sind hüftbreit auseinander, und gehen in die Hocke (Fersensitz).

→ 2. Legen Sie die Hände in Gebetshaltung vor der Brust zusammen. Die Fersen müssen nicht am Boden sein, doch es ist gut, wenn sie es sind.

→ 3. Wenn man recht dünne Beine hat, kann man die Übung auch mit geschlossenen Beinen ausführen.

Ergänzende Übungen

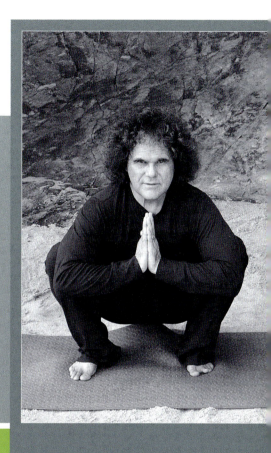

Wirkung: Diese Haltung unterscheidet sich von der Stuhl-Stellung (siehe S. 48) dadurch, dass die Hüften nun ganz nach unten kommen, wodurch sich der untere Rücken nach vorne wölbt. Die Hockstellung ist eine wunderbare Dehnungsübung für die Oberschenkel, die Knie und den unteren Rücken. Auf die Dickdarmwinkel und die Blase wird ein wohltuender Druck ausgeübt. Wenn man erst einmal eine bequeme Haltung gefunden hat, kann man sehr lange so sitzen.

Vorsicht: Bei alten Knieverletzungen oder Kniebeschwerden sollte man diese Stellung vermeiden und nur die Stuhl-Stellung einnehmen. Letztere kann nach Knöchelverletzungen oder wenn Ihre Knöchel unbeweglich und Ihre Oberschenkel sehr kräftig sind, ebenfalls Schwierigkeiten bereiten. Also Vorsicht!

Der Krieger in dir

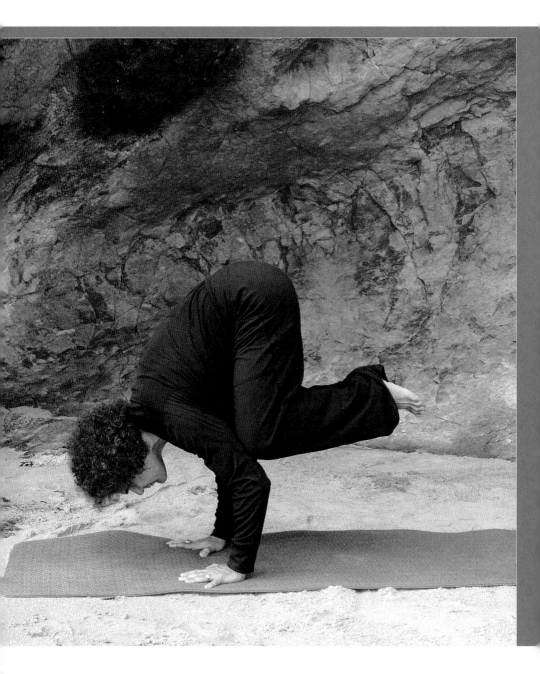

Ergänzende Übungen

Urdhva Kukkutasana
Krähe

→ 1. Aus der Hockstellung (siehe S. 112) legen Sie die Handflächen etwa schulterbreit voneinander entfernt vor sich auf den Boden.

→ 2. Konzentrieren Sie sich auf einen Punkt direkt vor Ihren Händen – der Kopf bleibt oben – und pressen Sie die Knie auf die Oberarme.

→ 3. Lehnen Sie sich nun nach vorne und heben Sie die Hüften etwas höher als den Kopf. Das Hauptgewicht liegt auf den Handgelenken.

→ 4. Jetzt einen Fuß anheben. Wenn Sie sich in dieser Stellung stabilisiert haben, heben Sie den anderen Fuß, sodass Sie auf den Händen stehen und auf den Armen knien.

→ 5. Konzentrieren Sie sich weiterhin auf den Punkt vor Ihren Händen. Der Schlüssel zu dieser Stellung heißt »Konzentration«.

Wirkung: Diese Stellung ist ein ausgezeichnetes Konzentrationstraining und kräftigt die Arme, Handgelenke, Schultern und den oberen Rücken. Sie stärkt und öffnet das Herz.

Vorsicht: Wenn Sie den Kopf senken oder nach unten schauen, verlagern Sie Ihr Gewicht nach vorne und fallen auf den Kopf. Daher muss der Kopf unbedingt oben bleiben.
Falls Ihre Handgelenke durch diese Stellung zu sehr belastet werden, sollten Sie auf sie verzichten.

Kindhaltung

→ 1. Setzen Sie sich auf die Fersen und schließen Sie die Knie.
→ 2. Beugen Sie sich über die Oberschenkel und Knie nach vorne und legen Sie die Stirn auf den Boden. Die Hände liegen seitlich neben dem Körper.
→ 3. Lassen Sie jetzt alle Verspannungen los und atmen Sie ganz entspannt. Manche Kleinkinder schlafen stundenlang in dieser Stellung.

Wirkung: Die Kindhaltung ist eine angenehme und einfache Vorwärtsbeuge, die den Rücken sanft dehnt, ohne die Kniesehnen zu beanspruchen. Sie ist eine sehr gute Gegenstellung zu den Rückwärtsbeugen. Die Verdauungsfunktion wird gestärkt und die Blutzufuhr zum Gehirn behutsam erhöht. Die Haltung eignet sich auch hervorragend, um zu meditieren.

Vorsicht: Achten Sie auf eine bequeme Kniehaltung. Wenn nötig, können Sie sich auf ein Kissen setzen. Wird der Druck auf die Knöchel zu stark, können Sie die Zehen einziehen. Falls es Ihnen schwerfällt, die Stirn auf den Boden zu bringen, können Sie eine Faust auf die andere setzen und Ihre Stirn darauf betten.

Ergänzende Übungen

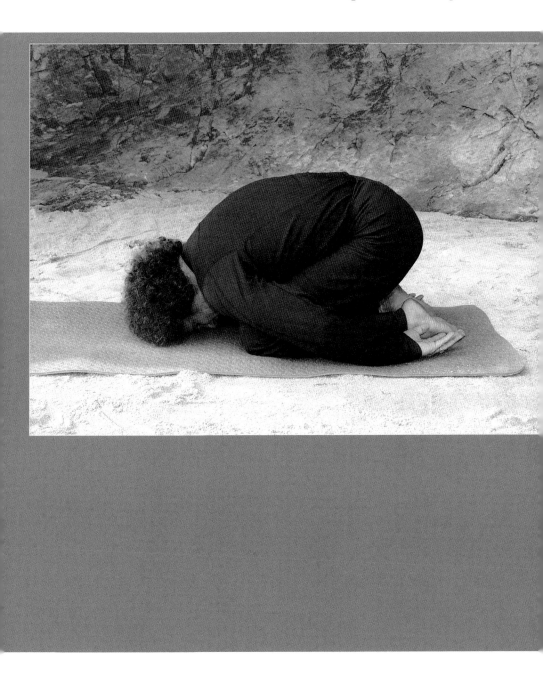

Der Krieger in dir

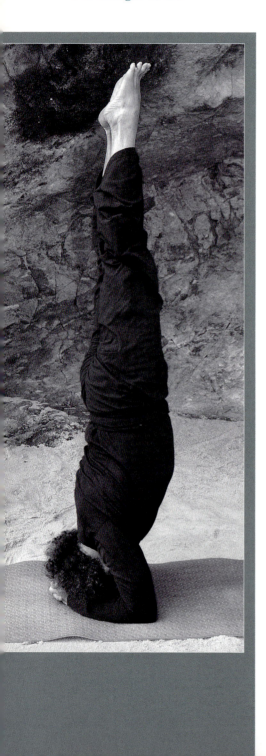

Sirsasana
Kopfstand

Der Kopfstand ist eine meiner Lieblingsstellungen. Er wird auch die »Königin der Asanas« genannt. Wenn ich nur wenig Zeit für eine Yogasitzung habe, mache ich den Kopfstand.

Platzieren Sie Ihre Unterlage anfangs etwa fünfzehn Zentimeter von einer Wand oder Zimmerecke entfernt. Wenn Ihnen der Kopfstand später leichter fällt, können Sie sich mehr in die Zimmermitte wagen.

→ 1. Legen Sie aus der Helden-Stellung (siehe S. 82) die Unterarme maximal schulterbreit entfernt vor sich auf den Boden (der korrekte Abstand ergibt sich, wenn Sie die Ellbogen jeweils mit der anderen Hand umfassen können).

→ 2. Bilden Sie nun ein stützendes Dreieck, aus Ellbogen, Armen und Händen, indem Sie die Hände falten. Die Daumen sind oben, die Handflächen offen.

→ 3. Kommen Sie jetzt auf die Knie, legen Sie das Schädeldach auf den Boden und umfassen Sie den Hinter-

Ergänzende Übungen

kopf mit den Händen (den Kopf nicht auf die Hände legen).

→ 4. Ziehen Sie die Zehen ein, strecken Sie die Beine und schieben Sie die Hüften nach oben.

→ 5. Gehen Sie nun mit den Füßen vorwärts, bis sich das Becken über dem Kopf befindet und Sie auf den Zehenspitzen stehen. Das ist der halbe Kopfstand und mag für den Anfang genügen.

→ 6. Wenn Sie diese Stellung bequem einnehmen können, bringen Sie die Knie zum Brustkorb und heben das Steißbein und das Becken. Wenn Sie sich in dieser Position stabilisiert haben, strecken Sie die Beine himmelwärts. Die Füße sind gestreckt und in einer Linie mit den Knöcheln, den Knien, dem Becken und den Schultern und Ohren.

Wirkung: Der Kopfstand kräftigt den ganzen Rücken, den Brustkorb, die Schultern, den Nacken und steigert die Gehirndurchblutung. Er kehrt die Wirkung der Schwerkraft auf den Körper völlig um. Der Magen, die Lunge und der Dickdarm »stehen auf dem Kopf« und reinigen sich. Wenn wir auf dem Kopf stehen, erhöht sich der Druck im Gehirn und in den Augen, doch nach etwa zwanzig Sekunden wird der Vagusnerv getriggert und verringert die Herzfrequenz, sodass diese Stellung sogar beruhigend wirkt.

Vorsicht: Bei Bluthochdruck oder zu niedrigem Blutdruck ist Vorsicht geboten. Auch bei gewissen Augenproblemen, wie Netzhautablösung oder grünem Star, sollte der Kopfstand vermieden werden. Achten Sie darauf, dass der Nacken gerade ist. Falls Sie Druck im Nacken verspüren, sollten Sie die Übung sofort abbrechen. Achten Sie darauf, dass Ihr Körper auf der Schädelmitte ruht und dass der Nacken gerade ist. Es ist sehr wichtig, dass der Nacken nicht zu starkem Druck ausgesetzt ist. Bei einem gut ausgeführten Kopfstand ist der Druck auf den Nacken sehr gering, da die Unterarme und Ellbogen das Hauptgewicht tragen.

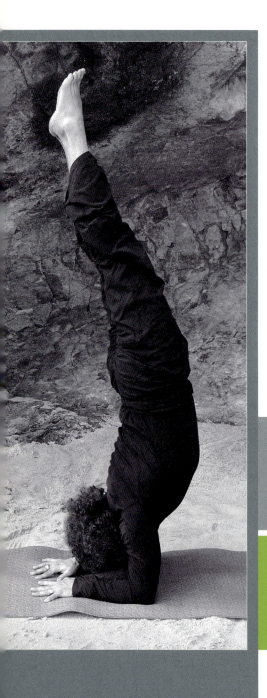

Pincha Mayurasana
Radschlagender Pfau

→ 1. Aus dem Kopfstand (siehe S. 118) die Hände mit den Handflächen hinter dem Kopf flach auf den Boden legen, sodass Ihr Gewicht jetzt auf dem Kopf, den Ellbogen, den Unterarmen und den Handflächen ruht.

→ 2. Pressen Sie nun die Hände und Unterarme auf den Boden, heben Sie den Kopf vom Boden und drücken Sie die Schultern zurück, sodass sie genau über den Ellbogen sind.

→ 3. Konzentrieren Sie sich auf einen Punkt am Boden zwischen Ihren Händen und strecken Sie dann die Beine gerade nach oben aus.

Wirkung: Dies ist eine großartige Übung für den oberen Rücken und den Schulterbereich. Außerdem kräftigt sie die Bauchorgane und die Beine.

Vorsicht: Sie sollten sicher sein, dass Sie stark genug sind, sich vom Boden hochzudrücken und die Schultern über die Ellbogen zu bringen.

Ergänzende Übungen

Vrischikasana
Skorpion

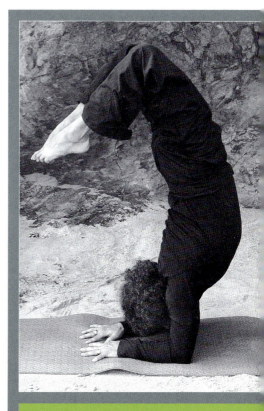

→ 1. Aus dem Kopfstand (siehe S. 118) die Hände mit den Handflächen nach unten hinter dem Kopf ablegen. Ihr Körper ruht wieder auf dem Kopf, den Ellbogen, den Unterarmen und den Handflächen.
→ 2. Beugen Sie die Knie und lassen Sie die Füße über den Kopf hängen.
→ 3. Pressen Sie die Unterarme und Hände auf den Boden, heben Sie den Kopf und bringen Sie die Schultern über die Ellbogen.
→ 4. Strecken Sie die Zehen und halten Sie die Position, während Sie sich auf einen Punkt zwischen den Händen konzentrieren. Der Kopf und die Füße sorgen für das Gleichgewicht.

Wirkung: Der Skorpion öffnet das Herz, die Lunge und den Brustkorb. Er kräftigt die Schultern, den Bauch und den Rücken. Er stellt eine stärkende Umkehrhaltung für den ganzen Körper dar und ist eine gute Gegenstellung zum Kopfstand.

Vorsicht: Bei alten Rückenverletzungen oder bei Rückenproblemen ist Vorsicht geboten. Wie beim radschlagenden Pfau (siehe S. 120) darauf achten, dass die Schultern genau über die Ellbogen gebracht werden. Der Kopf muss erhoben bleiben. Konzentration ist wichtig.

Der Krieger in dir

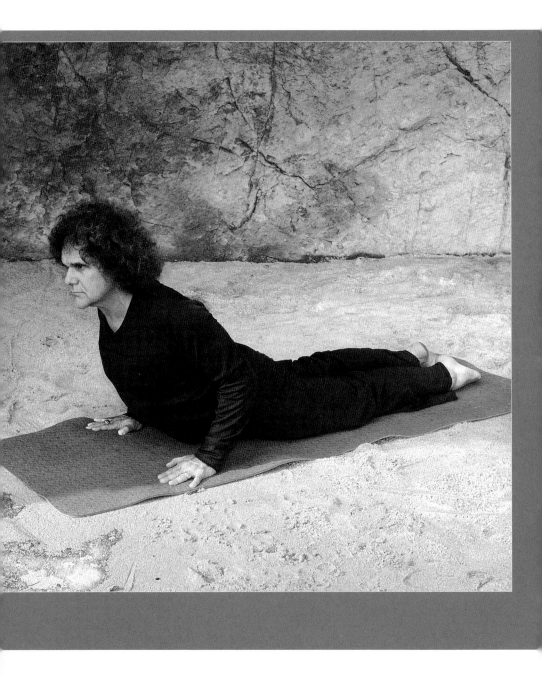

Ergänzende Übungen

Bhujangasana
Kobra

Wirkung: Dies ist eine der ersten »Übungen«, die wir als Babys machen: Unsere Mütter legen uns auf den Bauch und wir heben den Kopf. Die Kobra ist eine ausgezeichnete Stärkungsübung für den Rücken, den Brustkorb, die Schultern, den Trizeps und die Ellbogen. Der Magen, der Dickdarm, das Herz und die Lunge werden gedehnt und geweitet. Beim Absenken werden Sie feststellen, dass sich Ihr Puls und Ihre Atemfrequenz erhöht haben. Die Kobra ist ein gutes Kreislauftraining, sie kräftigt das Herz und die Lunge.

Vorsicht: Bei Rückenbeschwerden, besonders im unteren Rücken, ist Vorsicht geboten. Heben Sie den Oberkörper nur so weit an, wie es Ihnen bequem möglich ist. Falls Ihre Wirbelsäule operativ versteift wurde, müssen Sie besonders vorsichtig sein, denn Ihr Rücken lässt sich wahrscheinlich nicht mehr auf diese Weise biegen.

→ 1. Diese Übung sollten Sie vor oder nach dem Kopfstand (siehe S. 118) durchführen. Legen Sie sich auf den Bauch und strecken Sie die Beine aus. Die Zehen sind ebenfalls gestreckt, die Füße parallel.

→ 2. Legen Sie die Hände neben der Brust flach auf den Boden – die Ellbogen sind dicht am Körper.

→ 3. Ziehen Sie die Schultern nach hinten und unten, heben Sie nun den Kopf, strecken Sie die Beine, drücken Sie sich mit den Händen hoch und heben Sie den Brustkorb. Das Becken bleibt am Boden, die Ellbogen bleiben angewinkelt.

→ 4. Legen Sie jetzt den Kopf in den Nacken, konzentrieren Sie sich auf die Stelle zwischen Ihren Augenbrauen und lassen Sie den Atem entspannt entlang der Vorderseite Ihres Körpers fließen.

Der Krieger in dir

⟨ Entspannung

Savasana
Ruhestellung

➔ 1. Nehmen Sie die Rückenlage ein. Die Beine sind so weit gespreizt, wie es Ihnen angenehm ist, die Füße sind nach außen gestellt. Die Arme liegen seitlich neben dem Körper, die Handflächen sind nach oben gerichtet. Strecken Sie den Nacken und entspannen Sie den Unterkiefer. Entspannen Sie sich einfach und beobachten Sie den Rhythmus Ihres Atems.

➔ 2. Nehmen Sie wahr, wie sich Ihr Körper beim Einatmen ganz natürlich ausdehnt und wie er beim Ausatmen loslässt. Erinnern Sie sich beim Beobachten Ihres Atems daran, dass Sie etwas Besonderes sind, dass Sie gesegnet sind mit Ihrer einzigartigen, wunderbaren Seele, gesegnet mit Ihren besonderen körperlichen und geistigen Merkmalen, gesegnet mit einem Leben, das Sie auf Ihre ureigene Weise leben dürfen.

➔ 3. Wandern Sie mit der Aufmerksamkeit nun im Körper nach unten und nehmen Sie Ihre Füße wahr – die Zehen, die Fußsohlen – und spüren Sie, wo Ihre Fersen den Boden berühren. Sprechen Sie mit Ihren Füßen und sagen Sie ihnen, dass sie sich entspannen sollen.

➔ 4. Lassen Sie Ihr Bewusstsein nun ein wenig höher zu den Waden wandern, lassen Sie die Füße locker liegen und entspannen Sie die Waden.

➔ 5. Konzentrieren Sie sich nun auf die Knie und entspannen Sie sie.

➔ 6. Richten Sie Ihre Aufmerksamkeit auf die Oberschenkel, die größten Muskeln Ihres Körpers, und entspannen Sie sie.

➔ 7. Konzentrieren Sie sich auf das Becken, das physische Zentrum des Körpers, lassen Sie die Beine bequem zur Seite fallen und entspannen Sie das Becken. Entspannen Sie den Körper von der Taille bis zu den Füßen, lassen Sie los.

➔ 8. Nehmen Sie nun Ihren Magen wahr und entspannen Sie ihn von innen heraus.

➔ 9. Gehen Sie weiter zum Brustkorb und entspannen Sie Ihre äußere Hülle, die Haut, dann die Muskeln, die Knochen, lassen Sie Ihren Panzer abfallen.

Entspannung

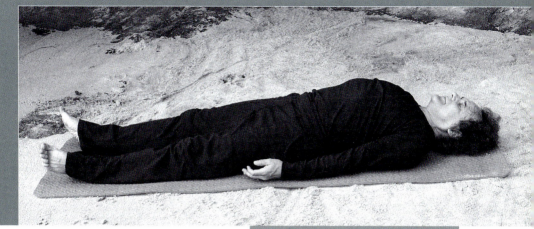

→ 10. Gehen Sie nun in Ihre Lunge hinein, halten Sie einen Augenblick den Atem an und machen Sie dann ganz sanfte, kleine Atemzüge. Atmen Sie kaum spürbar ein und aus, gerade so viel, um am Leben zu bleiben. Entspannen Sie die Lungenflügel und werden Sie so still, wie es Ihnen möglich ist.

→ 11. Spüren Sie nun tief in Ihr Herz hinein, das spirituelle Zentrum Ihres Seins. Bitten Sie Ihr Herz, sich zu entspannen, einfach zu entspannen und loszulassen.

→ 12. Wandern Sie mit Ihrer Wahrnehmung nun die Arme entlang bis in die Hände, die Finger, die Handflächen, die Daumen und entspannen Sie die Hände.

Wirkung: Ein paar Minuten der Entspannung tun jedem von uns gut – besonders in unserer modernen, hektischen Welt. Nach einer Yogastunde geben wir dem Körper dadurch Zeit, sich anzupassen und das Gelernte zu verarbeiten. Es ist erstaunlich, wie tief die Entspannung nach einem wirklich guten Training geht. Es heißt, dass zehn Minuten Entspannung dem Körper so viel bringen wie eine Stunde erholsamen Schlafes.

Vorsicht: Falls Sie unter Rückenbeschwerden leiden, sollten Sie die Knie mit einem Kissen oder einer gefalteten Decke abstützen.

→ 13. Entspannen Sie die Unterarme, die Oberarme und die Schultern. Spüren Sie, wie sich die Schultern sanft auseinanderbewegen.

→ 14. Stellen Sie sich Ihre Wirbelsäule vor. Entspannen Sie sie nun von der Basis bis zum Kopf. Entspannen Sie den Hals und den Nacken.

→ 15. Lassen Sie jetzt den Unterkiefer hängen und entspannen Sie ihn. Lassen Sie die Lippen weich werden und entspannen Sie Ihr Gesicht, spüren Sie, wie es ganz weich wird. Entspannen Sie die Augen und die Stirn, die Schädeldecke und den Hinterkopf.

→ 16. Gehen Sie mit dem Bewusstsein nun ins Innere Ihres Gehirns und sagen Sie ihm, dass es sich entspannen soll. Spüren Sie, wie es in den Hinterkopf sinkt.

→ 17. Entspannen Sie sich einfach vollkommen. Entspannen Sie sich und lassen Sie sich von dem Licht in Ihrem Herzen leiten.

‹ Dank

Ich möchte folgenden Menschen danken, ohne die dieses Buch niemals zustande gekommen wäre:

Katresha Moskios, weil sie immer für mich da ist; Hans Albrecht, weil er alles tut, um mich zu unterstützen; Michael Fleissner, weil er eine Vision in die Realität umgesetzt hat; Chelsea für ihre Hilfe beim Erstellen des Manuskriptes; Bill Gross für sein Vorwort und sein jahrelanges hartes Training; Richard Chang und Serena Moen für die Fotos; Curtis Mathewson für den Ton und die Musik auf der DVD und Stewart Mooney für die Filmaufnahmen.

‹ Der Autor

Geo Takoma ist einer der berühmtesten Yogalehrer aus den USA. Er ist Schüler von Swami Vishnudevananda und begann 1975, Yoga zu unterrichten. 1978 entwickelte er Poweryoga. Geo lebt in Laguna Beach, Kalifornien, und ist durch seine Yoga-Fernsehsendungen und seine Arbeit mit vielen Prominenten (u.a. Cindy Crawford) bekannt. Er leitet Seminare auf der ganzen Welt, u.a. Männeryoga-Seminare auf Mallorca, in Arizona und Colorado.
Mehr Informationen erhalten Sie unter www.geospoweryoga.com

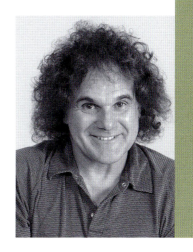

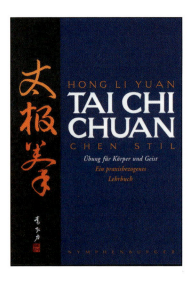 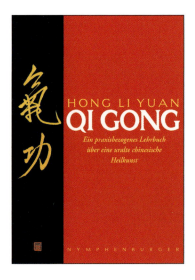

Hong Li Yuan
Tai Chi Chuan

Das Grundlagenwerk der chinesischen Kampfkunst!

Der Chen-Stil ist eine Form des Tai Chi Chuan, der besonderen Wert auf die Kampfkunst legt. Das große Lehrbuch erklärt Schritt für Schritt den ganzen Ablauf zum Selberlernen. Innere Gelassenheit, Gesundheit und Beweglichkeit bis ins hohe Alter sind die Folge.

152 S., bebildert mit 200 Fotos und Abb.
ISBN 978-3-485-00816-7

Hong Li Yuan
Qi Gong

Das Grundlagenwerk der Energiearbeit!

Mit dem praktischen Arbeitsbuch des Qi-Gong- und Tai-Chi-Meisters Hong Li Yuan können Sie die uralte Energiearbeit selbst lernen. Jede der Übungen wird in Bildern Bewegung um Bewegung dargestellt und im Text genau erklärt.

64 Seiten, durchgehend bebildert mit Fotos und Abb.
ISBN 978-3-485-00993-5

nymphenburger
www.nympenburger-verlag.de